食事療法はじめの一歩シリーズ

おいしくて、制限もゆるやか

胆石・胆のう炎・膵炎の安心ごはん

女子栄養大学出版部

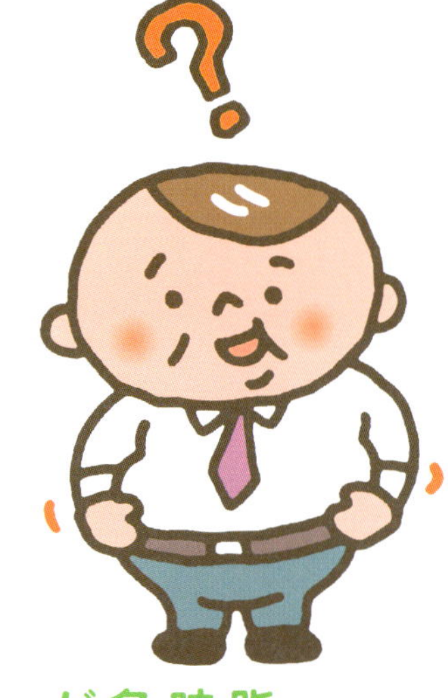

どんな食事をすればよいか、わからない……

▼この本では、胆のうや膵臓の病気になったときに、基本的に気をつけるべき生活習慣を紹介しています。まず、あなたの病気がどんな病気かを知り、どんな食事療法をしたらよいか、また、病気の症状によって緩和してくる食事制限について、わかりやすく解説します。

おすすめです

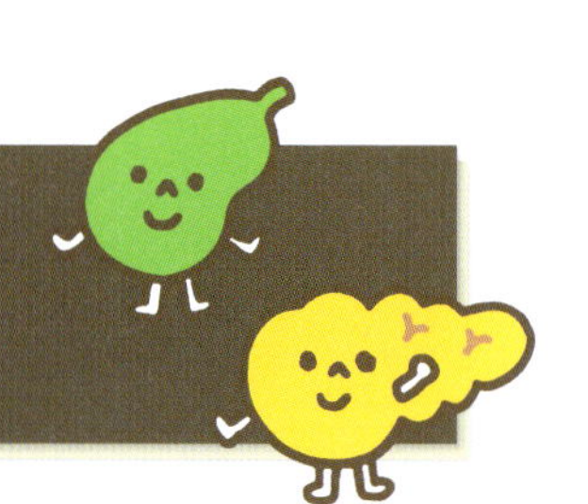

脂質制限食って、味けないものが多そうで、がっかりしている

▼病気のための食事療法と聞くと、味けない、量が少ない…といったイメージを浮かべる人も少なくないと思います。しかし、この本では、見た目もおなかも満足できるおいしいレシピが満載です。

毎日の献立を組み立てるのがむずかしそう

▼一日の総脂質と総エネルギーを計算して献立を組み立てるのがめんどう、と思っている人でもだいじょうぶ。主菜や副菜のいろいろな組み合わせ例を紹介しているので、組み合わせの参考にしてください。

食事療法を始めるかたへ

これまで、胆のうと膵臓の病気の患者さんの多くが、病院で極端な脂質制限食を課せられ、さらに、消化に悪いからと野菜やきのこなど食物繊維の多い食事も制限されていました。

確かに、コレステロール系結石では、コレステロールを減量したほうがよいし、急性膵炎で炎症の強い時期には厳しい脂質制限が必要です。また、慢性膵炎では脂質が多いと消化・吸収されずに下痢になることもあります。

しかし、じつは「極端な脂質制限食」は膵炎の急性期だけでよいのです。つまり、極端な脂質制限食は入院中のものであり、退院時にはよりゆるやかなものでよくなります。慢性膵炎の大半は飲酒が原因であり、脂質が原因ではありません。腹痛や下痢をきたさない程度のゆるやかな脂質制限食で充分です。

コレステロール系結石の人も、脂質をとりすぎる食習慣を正していくことが重要なのであり、適度な脂質を規則正しくとることは、胆石の形成をおさえるうえでも必要です。健診で偶然見

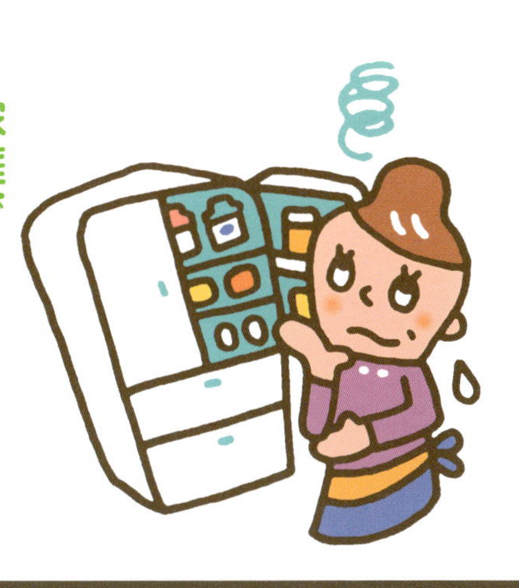

家庭でどんな食事をとったらよいかわからない

▼病院に入院している間は、症状に合わせた食事が出てきます。ですが、退院したら家庭で引き続き治療食を作ることになります。家庭においてどんな食材を選び、調理したらよいか。毎日安心して食事ができるヒントをたくさん掲載しています。

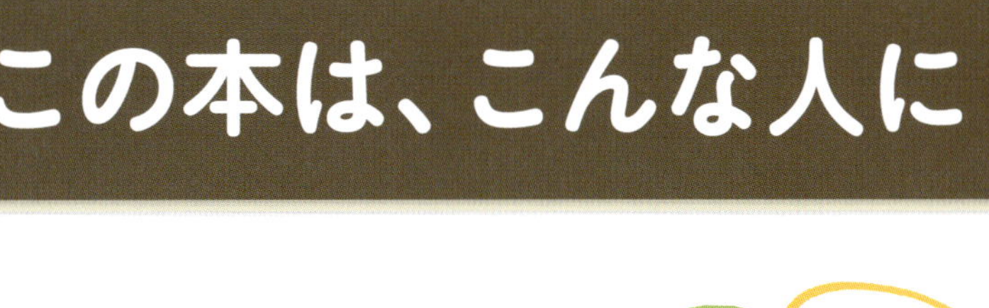

この本は、こんな人に

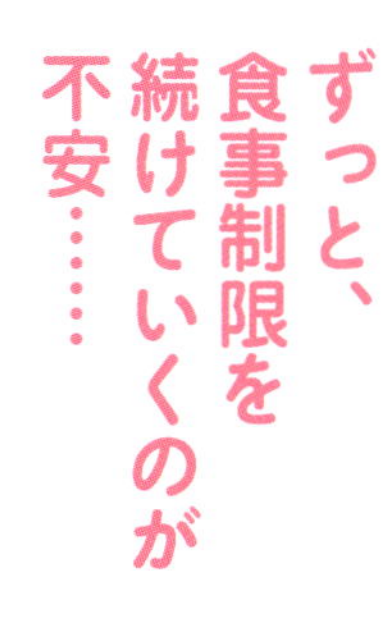

ずっと、食事制限を続けていくのが不安……

▼胆のう、膵臓の病気の場合、ずっと厳しい食事制限を続けなければならないわけではありません。症状の経過に合わせて、食べられる量や食品の種類の制限が減ってきて、食事を充分楽しめることを、この本で理解していきましょう。

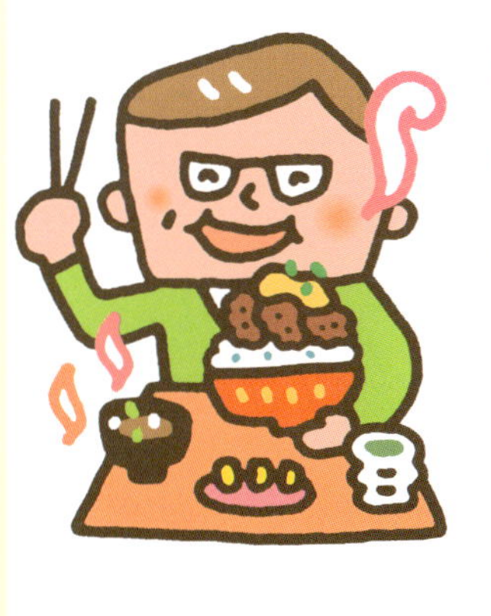

つかった胆石であれば、その時点で急に極端な脂質制限食にする必要はありません。

本書の目的の一つ目は、胆のうや膵臓の病気の患者さんに、今までの誤った知識のせいで食生活が不自由になっていることを知ってもらうこと。二つ目は、これらの病気で脂質を制限している間も、豊かな食生活を送ってもらうことです。

元来、日本人は脂質摂取の少ない民族でした。第二次世界大戦の前には、脂質の占める割合が総エネルギーの10%（20〜25g）程度だったのです。40gの脂質制限食でも、それほどたいへんではないことが理解できるでしょう。

本書の後半では、栄養士さんにくふうをしてもらい、ゆるやかな脂質制限食のレシピを豊富に作ってもらいました。これらを参考にして、いろいろなレパートリーを増やしていけば、きっと豊かな食生活が楽しめるはずです。療養生活を豊かにするために、さっそく試してみませんか。

慶應義塾大学名誉教授
加藤眞三

CONTENTS

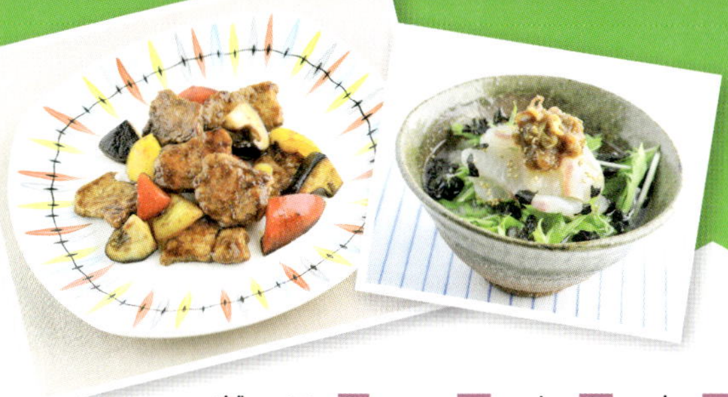

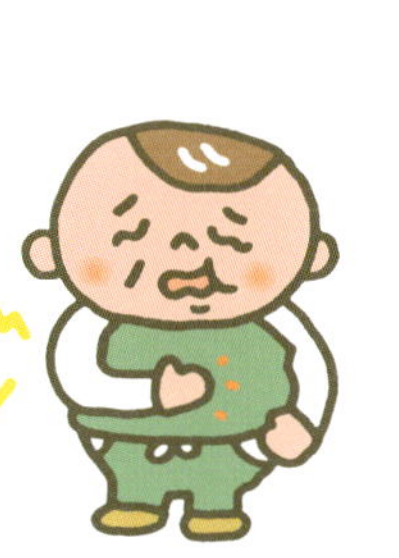

本書の使い方

レシピについて

献立作りのヒントになる組み合わせ例

それぞれのステップで紹介したレシピを、どのように組み合わせれば一日の献立ができるかを、2日分の献立例で紹介しています。

食材選びのポイントを紹介

低脂質食材の選び方や、調理法を掲載。また、代わりに使える食材も紹介しています。

料理ごとに栄養成分を表示

エネルギー、脂質、塩分の量を表示してあります。一日の摂取目標を意識して献立を立てましょう。

- 食品（肉、魚介、野菜、くだものなど）の重量は、特に表記がない場合は、すべて正味重量です。正味重量とは、皮、骨、殻、芯、種など、食べない部分を除いた、実際に口に入る重量のことです。
- 材料の計量は、標準計量カップ・スプーンを使用しました。大さじ1＝15㎖、小さじ1＝5㎖、ミニスプーン1＝1㎖、1カップ＝200㎖が基準です。
- フライパンはフッ素樹脂加工のものを使用しました。
- 電子レンジは、600Wのものを使用しました。お使いの電子レンジのW数がこれより小さい場合は加熱時間を長めに、大きい場合は短めにしてください。
- 調味料は特に表記のない場合は、塩＝精製塩（食塩 小さじ1＝6g）、砂糖＝上白糖、酢＝穀物酢、しょうゆ＝濃い口しょうゆ、みそ＝淡色辛みそや赤色辛みそを使っています。
- だしはこんぶやカツオ節、鶏がらなどでとったものです。

そのほかの表記について

脂質について

本書では、食べ物に含まれる中性脂肪にコレステロールなどを含めたものの総称として「脂質」を用いています。ただし、「プレーンヨーグルト（無脂肪）」や「低脂肪乳」など、一般的に食材名としてよく耳にする言葉には、「脂肪」を用いています。

エネルギーとカロリー

エネルギーの量を表す単位がカロリー（cal）。1ℓの水を1℃上げるのに必要なエネルギー量が1kcalです。本書では、基本的にカロリー表記ではなく、「エネルギー」「エネルギー量」と表記しています。

塩分とは

「塩分」とは、食塩相当量のこと。本書でも「塩分量」として表記されている重量は、食塩相当量（g）です。これは、食品に含まれるナトリウム量（mg）を合算した値に2.54を掛けて1000で割ったもの。たとえばナトリウム量2200mgの食品の場合は、2200×2.54÷1000≒5.6gとなります。

第1章

胆のう、膵臓によい食生活を送るためには？

近年、日本人の食生活が高脂質の物を多く食べるようになってきたせいで、胆のうや膵臓の病気が増えています。この二つの臓器は体の奥深くにあるため、病気が発生しても自分では気づきにくいのが特徴です。また、その役割も意外にちゃんとは知られていません。
まずは自分の病気に対処するために、これらの臓器の役割をよく知ることから始めましょう。さらに、病気とじょうずにつき合っていくための食生活のポイントをいっしょに学んでいきましょう。

病気の基礎知識 1

胆のう、膵臓（すいぞう）、どこにあるのか知ってますか？

胆のう、膵臓の役割

食べ物の消化に不可欠な臓器！

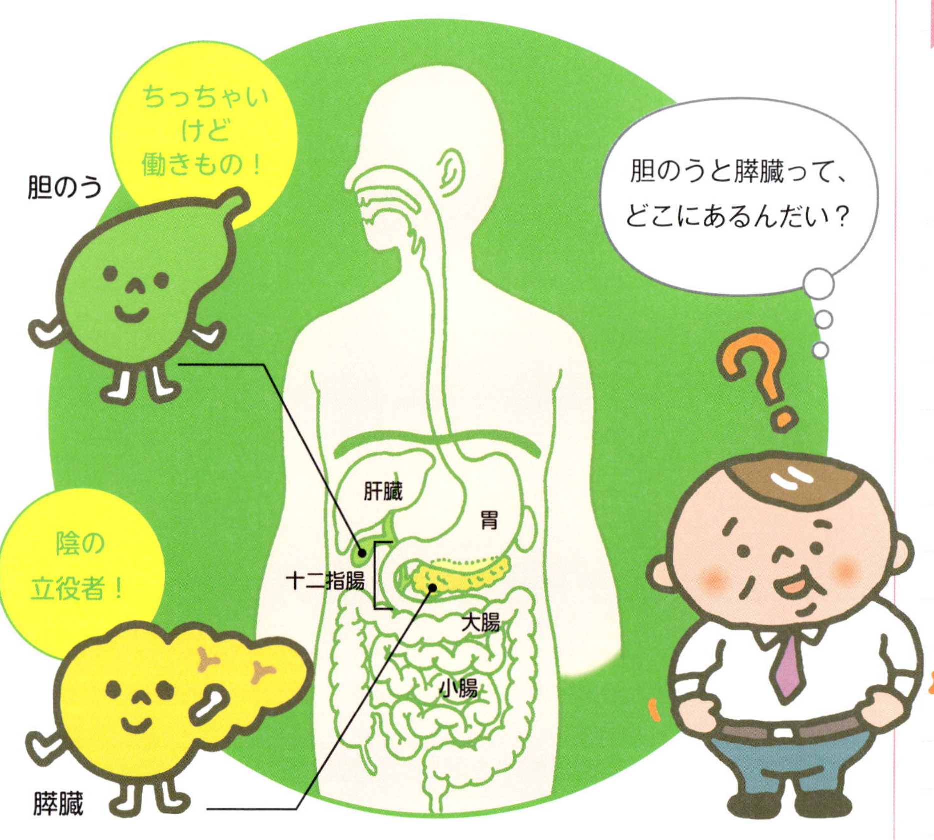

どこにあり、どんな役割を果たす臓器？

胆のうは、右の肋骨の裏側にあり、ちょうど野菜のなすのような形をしています。肝臓で作られる胆汁を濃縮して貯留し、食事が胃を通れば収縮して十二指腸に胆汁を流出させます。胆汁は小腸での脂質の消化と吸収を助ける働きをします。肝臓で作られた胆汁が流れる管が胆管であり、特に胆のうから下は総胆管と呼びます（10ページ参照）。

膵臓は、胃のうしろに位置します。各種の消化酵素を含む膵液を分泌（ぶんぴつ）する外分泌臓器であり、インスリンやグルカゴンなどのホルモンを産生する内分泌臓器でもあります。膵液は膵管を通って総胆管に入り、十二指腸に流出します（10ページ参照）。

胆のう、膵臓の病気

胆のう、膵臓の病気になりやすい人

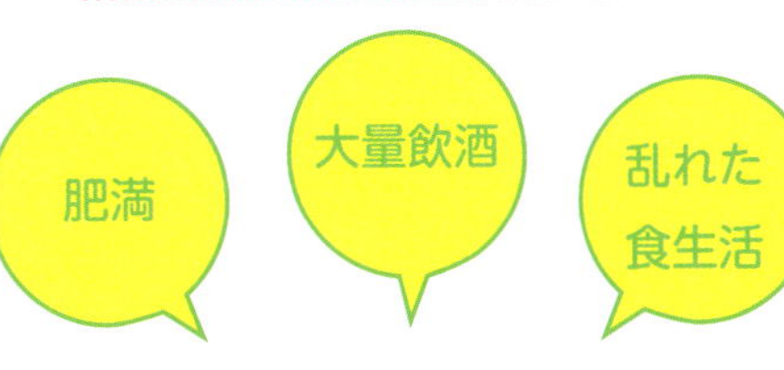

油っこいもののとりすぎ

胆のう・胆管のおもな病気

胆道がん

胆のうにできる胆のうがん、胆管にできる胆管がんと十二指腸乳頭部がんある。 →P.18

胆石

胆汁の成分がかたまって石のようなもの（結石）ができる。 →P.10

胆のうポリープ

胆のうの内側にできる隆起。

胆管炎

胆管の細菌感染によって起こる。

胆のう炎

胆のうに細菌が感染することによって起こる。 →P.12

膵臓のおもな病気

自己免疫性膵炎

免疫機能の異常により膵臓を異物として攻撃する病気。

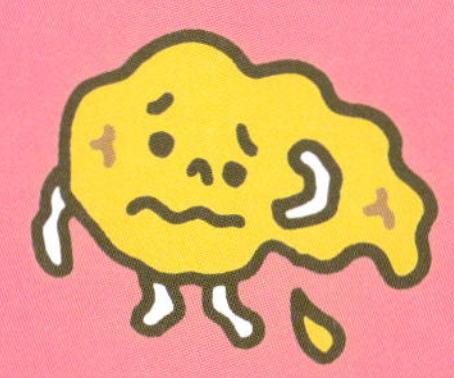

急性膵炎

消化酵素が活性化して膵臓自体を消化する。 →P.14

膵のう胞

膵臓の中に液体を満たした袋状ののができる病気。

膵臓がん

ほとんどの場合、膵液を運ぶ膵管にがんが発生する。 →P.19

慢性膵炎

長い時間をかけて膵臓の細胞が破壊される。 →P.16

病気になりやすいのはどんな人？

胆のうや膵臓の病気になりやすい人は、生活習慣に偏りのある人が多いのです。生活習慣の中でとりわけ重要なのが食習慣と飲酒です。そして、運動不足に伴う肥満も病気の原因の一つになります。

胆石はかつては、中年の肥満の女性に多い病気として知られてきましたが、近年男性の胆石の増加により、わが国では2013年以降むしろ男性に多い病気となりました。特に、脂質の摂取過多によるコレステロール系結石が増加してきているのが特徴です。

膵炎の3分の2は、アルコールを原因としているため、以前は飲酒の機会の多い男性が女性の4倍以上と、男性が女性を圧倒していました。しかし、近年、女性もお酒を飲む機会が増加し、同時に女性の膵炎も増加しています。また、喫煙も慢性膵炎と関係があるといわれています。そのほかに、特殊な原因として自己免疫性のものなどもあります。

病気の基礎知識 2

「胆石」ってどんな病気？

胆石ができるメカニズム

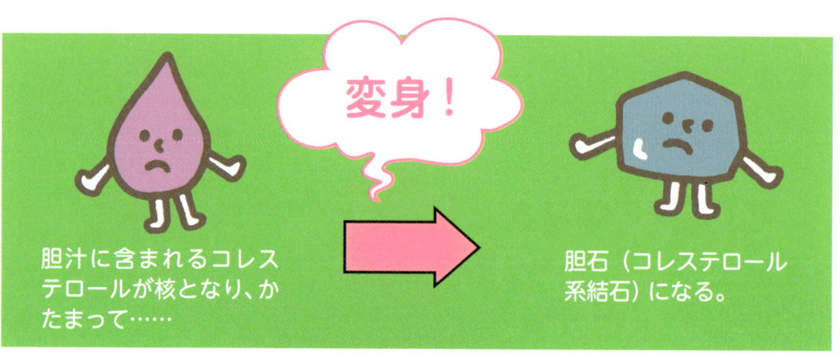

変身！
胆汁に含まれるコレステロールが核となり、かたまって……
胆石（コレステロール系結石）になる。

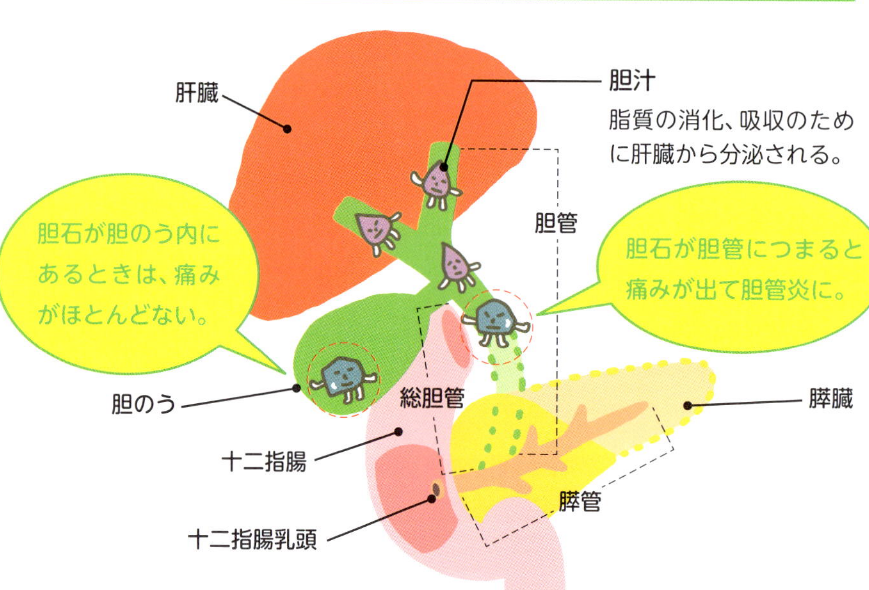

脂質の消化、吸収のために肝臓から分泌される。

胆石が胆のう内にあるときは、痛みがほとんどない。

胆石とは？その原因と症状

胆石は、胆汁の通り道である胆道にできた「結石」です。結石がとどまっている場所により、胆管結石、胆のう結石、総胆管結石などと呼ばれます。

以前は、寄生虫や胆汁の主成分の一つであるビリルビンによる結石（色素系結石）が多く、現在ではコレステロールによる結石（コレステロール系結石）が大半。脂質の多い食事により胆汁内のコレステロールが増え、結石の原因となります。また、不規則な食生活により胆のうの収縮が規則的に起きないことも胆石形成の原因となります。

胆石があっても症状が出ないことも多いのも一つの特徴。ですが、胆石が胆管につまるとけいれんを起こし、痛みをもたらします。

胆石の危険因子は？

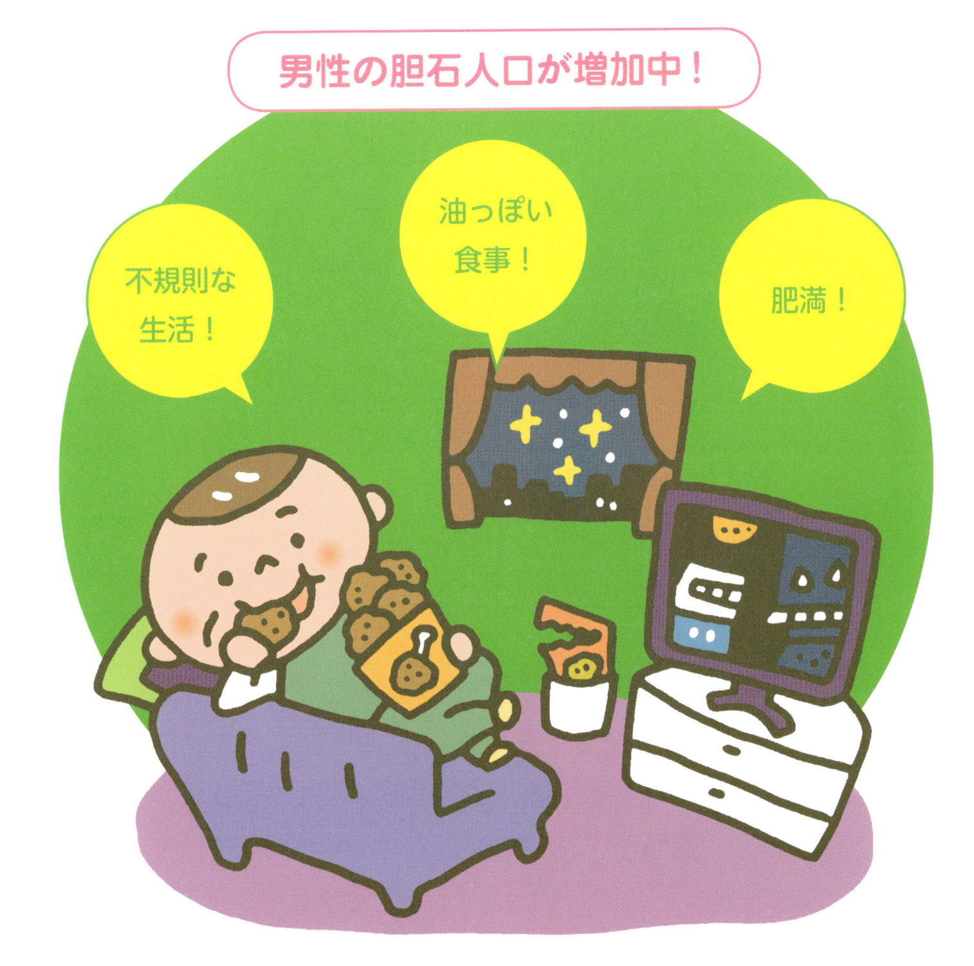
男性の胆石人口が増加中！
不規則な生活！
油っぽい食事！
肥満！

胆石の危険因子と胆石治療法

胆石はかつては女性に多い病気でしたが、現在では男性のほうに多く見られます。日本人の食生活が、欧米人と同じように肉食が中心となり、脂質・エネルギーが高い食事に変化したことで、メタボリックシンドローム（内臓肥満がもとで、さまざまな病気が引き起こされやすくなった状態）の時代を迎えています。単に血中コレステロール濃度が高いだけではなく、胆のうの収縮機能の低下や腸管機能の低下、細菌感染なども胆石の形成に関連しています。

妊娠、肥満、急激な体重減少、糖尿病、経静脈栄養（カテーテルで静脈に栄養を補給すること）なども胆石形成の高いリスクとなります。

無症状の胆石であれば、経口剤で胆石をとかす治療を行いながら、経過を見ていきます。痛みがある場合は、胆のうを切除する手術や内視鏡を使って総胆管の結石を十二指腸側に引っ張り出す治療を行う場合もあります。

病気の基礎知識 3

「胆のう炎」ってどんな病気？

これが胆のう炎！

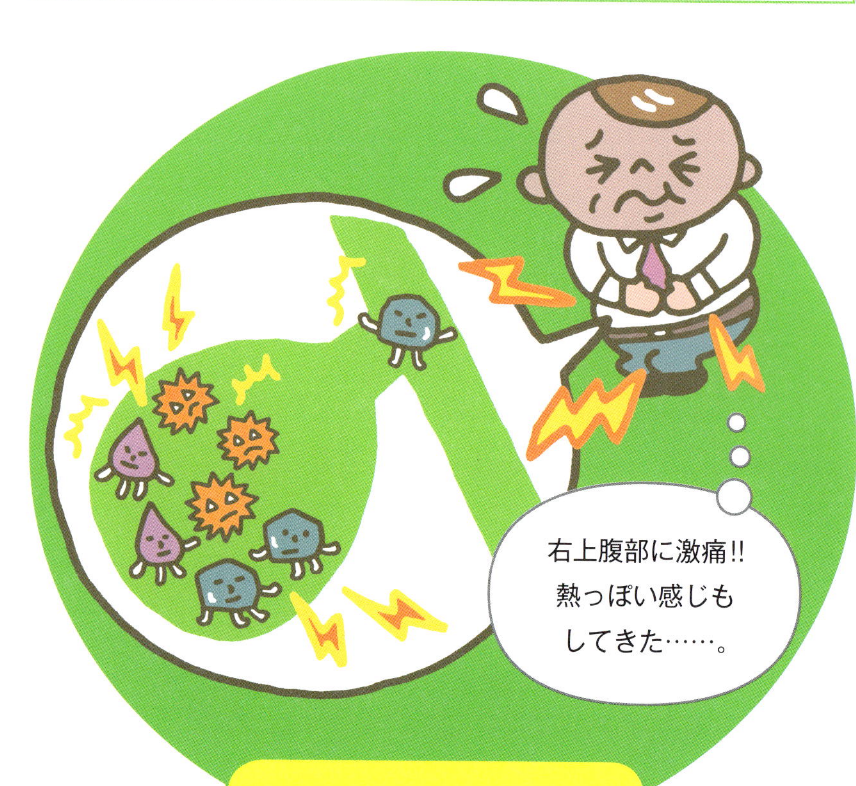

右上腹部に激痛!!
熱っぽい感じも
してきた……。
胆のう内に胆汁が滞り、
細菌感染が加わって発症。

※胆石がなくても胆のう炎を発症する場合もある。

胆のう炎には急性と慢性がある

急性胆のう炎 胆石が胆のうの出口の頸部という細い部位につまると、強い痛みが出ます。これが急性胆のう炎です。胆石がつまったままの状態が続くと、細菌感染などが起こりやすく、熱が出ます。右上腹部の痛み、発熱、黄疸（おうだん）が典型的な症状です。胆石がなくても、細菌感染や炎症をきたす場合があります。

慢性胆のう炎 胆のうに慢性的に炎症が起きている状態であり、胆のうの壁が炎症によって分厚くなります。急性胆のう炎から引き続いて起きる場合と、急激な症状はなく慢性的に症状が続く場合があります。右上腹部の鈍い痛みや腹部膨満感程度の軽い症状の場合が多いです。

胆のう炎の症状と治療

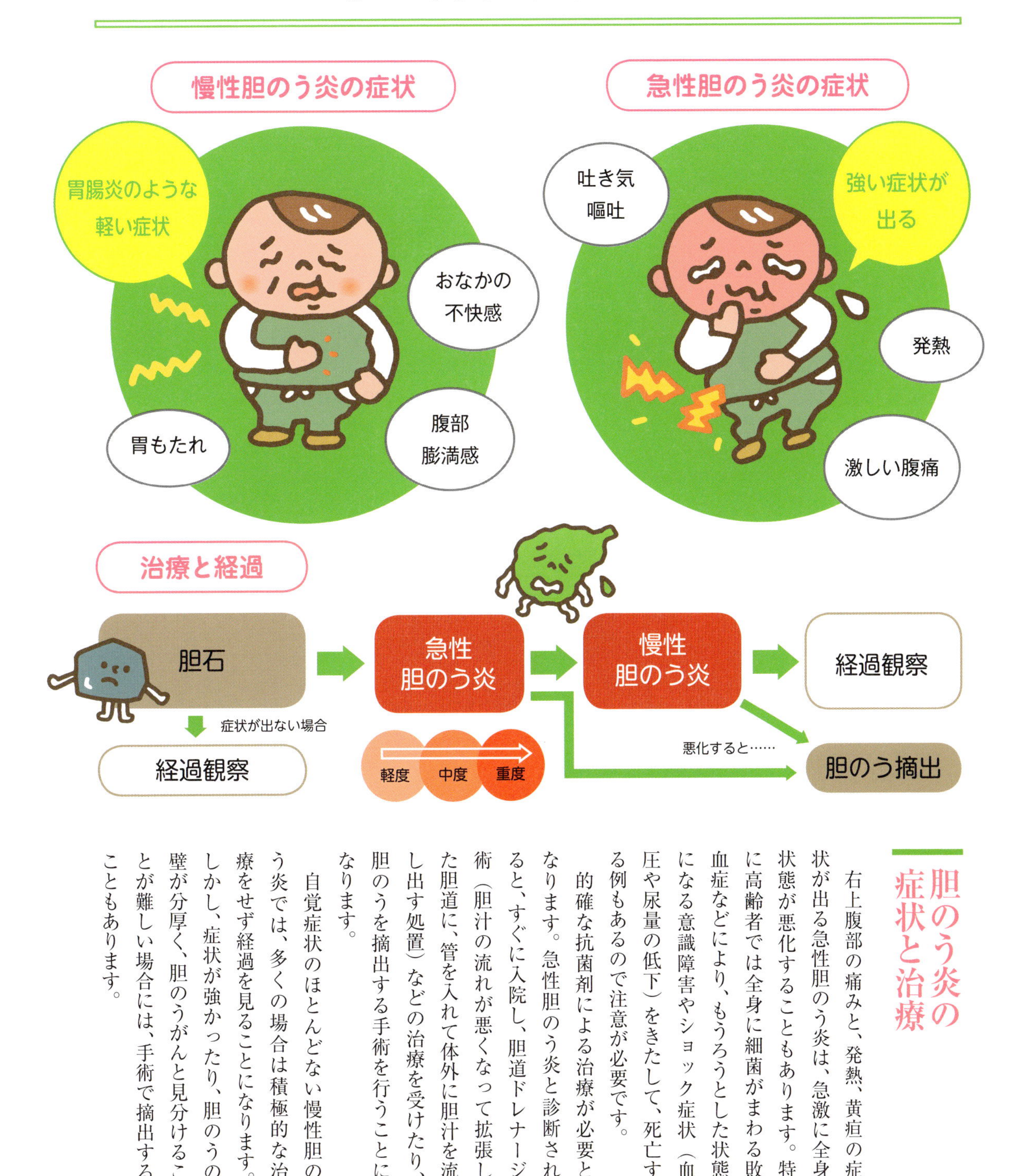

慢性胆のう炎の症状
胃腸炎のような軽い症状
おなかの不快感
胃もたれ
腹部膨満感
急性胆のう炎の症状
吐き気 嘔吐
強い症状が出る
発熱
激しい腹痛
治療と経過
胆石
症状が出ない場合
経過観察
急性 胆のう炎
軽度
中度
重度
慢性 胆のう炎
経過観察
悪化すると……
胆のう摘出

胆のう炎の症状と治療

右上腹部の痛みと、発熱、黄疸の症状が出る急性胆のう炎は、急激に全身状態が悪化することもあります。特に高齢者では全身に細菌がまわる敗血症などにより、もうろうとした状態になる意識障害やショック症状（血圧や尿量の低下）をきたして、死亡する例もあるので注意が必要です。

的確な抗菌剤による治療が必要となります。急性胆のう炎と診断されると、すぐに入院し、胆道ドレナージ術（胆汁の流れが悪くなって拡張した胆道に、管を入れて体外に胆汁を流し出す処置）などの治療を受けたり、胆のうを摘出する手術を行うことになります。

自覚症状のほとんどない慢性胆のう炎では、多くの場合は積極的な治療をせず経過を見ることになります。しかし、症状が強かったり、胆のうの壁が分厚く、胆のうがんと見分けることが難しい場合には、手術で摘出することもあります。

病気の基礎知識 4

「急性膵炎(すいえん)」ってどんな病気?

これが急性膵炎!

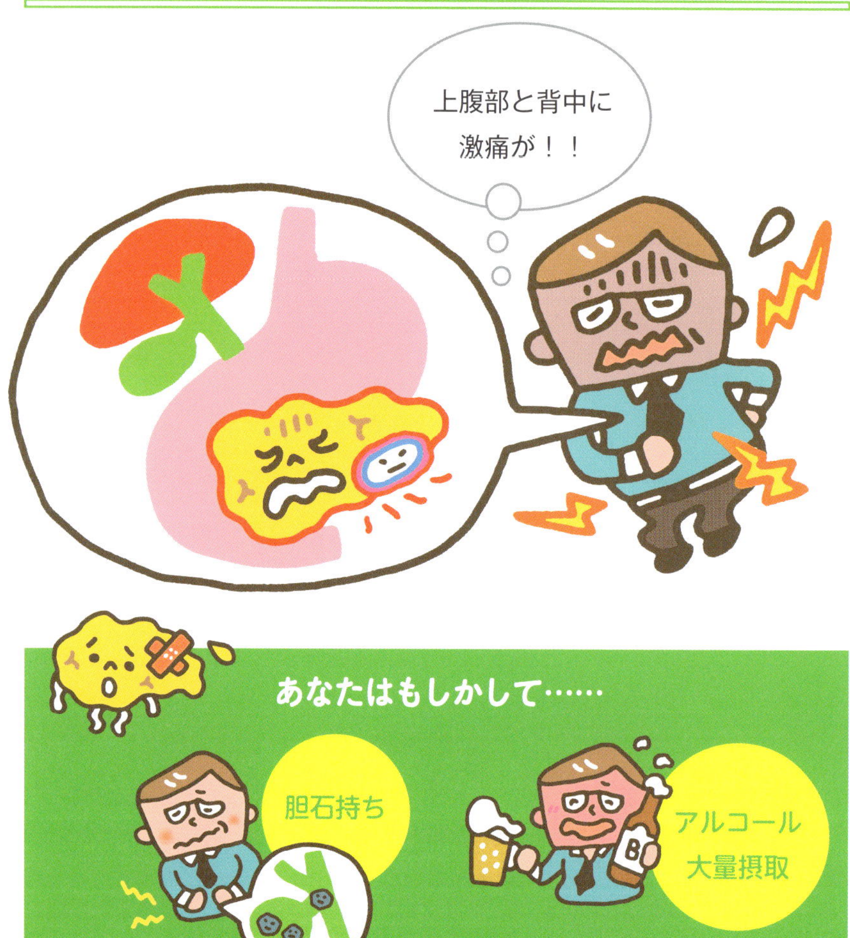

上腹部と背中に
激痛が!!
あなたはもしかして……
胆石持ち
アルコール
大量摂取

急性膵炎の症状と原因

急性膵炎とは、本来食べ物を消化するために分泌(ぶんぴつ)された消化酵素を含む膵液が膵臓内で活性化され、自分の膵臓を消化してしまう病気です。炎症が全身にまで広がることもあります。

急性膵炎では、急激に上腹部に強い痛みが起こり、おなかが板のようにかたくなるのが特徴です。痛みは背中、そして左肩にまで放散していき、吐きけや嘔吐を伴うこともあります。

膵炎の2大原因は、アルコールと胆石です。特に男性では半数以上がアルコールの過剰な摂取が原因の膵炎です。女性ではアルコール性は少なく、胆石によるものが相対的に多く、3分の1を占めます。

急性膵炎の経過観察

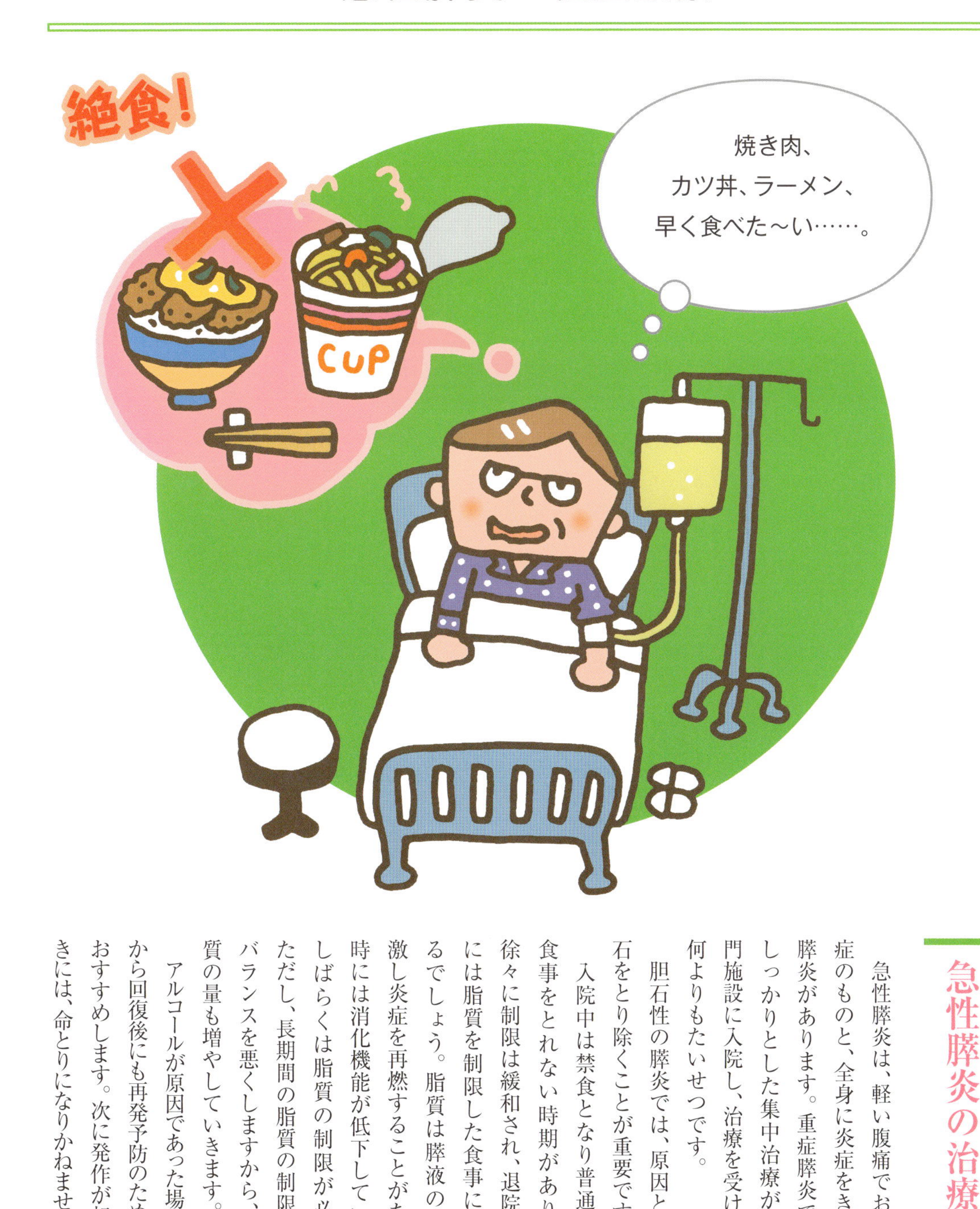
絶食！
CUP
焼き肉、
カツ丼、ラーメン、
早く食べた～い……。

急性膵炎の治療

急性膵炎は、軽い腹痛でおさまる軽症のものと、全身に炎症をきたす重症膵炎があります。重症膵炎であれば、しっかりとした集中治療ができる専門施設に入院し、治療を受けることが何よりもたいせつです。

胆石性の膵炎では、原因となった胆石をとり除くことが重要です。

入院中は禁食となり普通に口から食事をとれない時期がありますが、徐々に制限は緩和され、退院するころには脂質を制限した食事になっているでしょう。脂質は膵液の分泌を刺激し炎症を再燃することがあり、膵炎時には消化機能が低下しているため、しばらくは脂質の制限が必要です。ただし、長期間の脂質の制限は栄養のバランスを悪くしますから、徐々に脂質の量も増やしていきます。

アルコールが原因であった場合は、膵炎から回復後にも再発予防のために断酒をおすすめします。次に発作が起こったときには、命とりになりかねませんから。

病気の基礎知識 5

「慢性膵炎（すいえん）」ってどんな病気？

これが慢性膵炎！

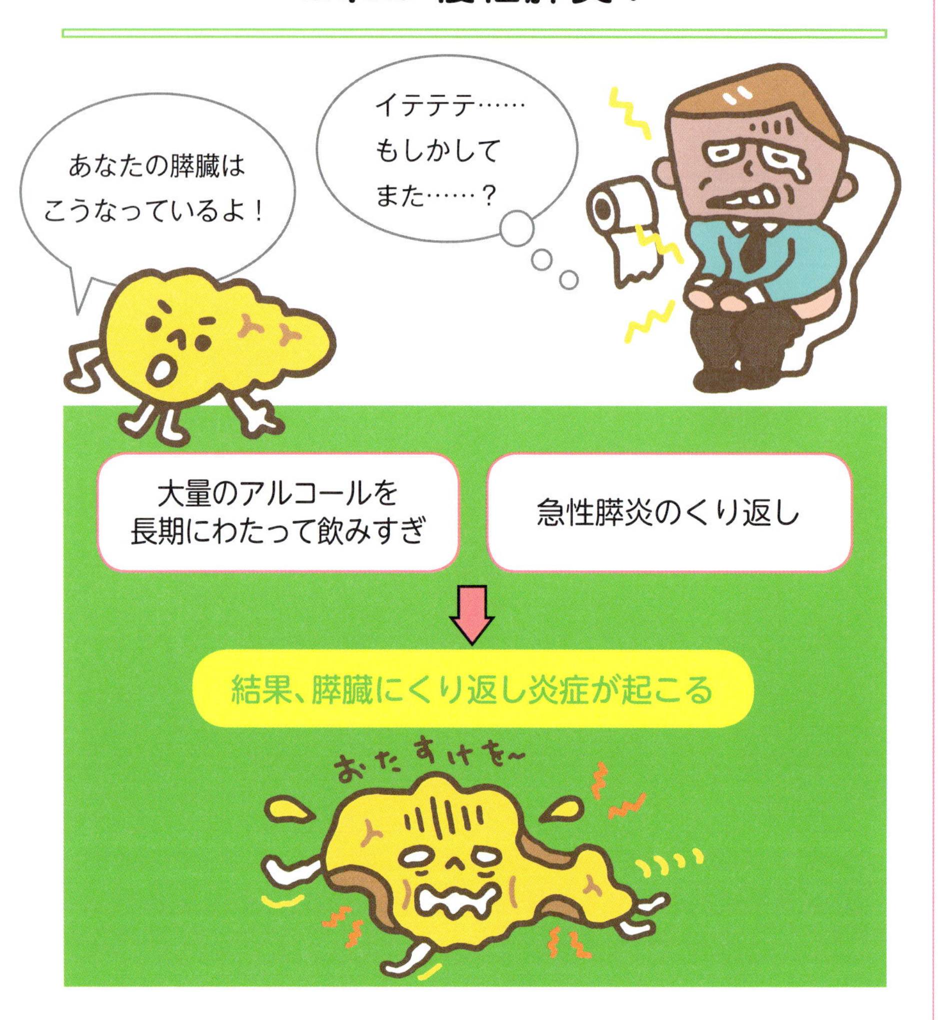
あなたの膵臓は
こうなっているよ！
イテテテ……
もしかして
また……？
大量のアルコールを
長期にわたって飲みすぎ
急性膵炎のくり返し
結果、膵臓にくり返し炎症が起こる
おたすけを～

慢性膵炎の症状と原因

慢性膵炎も、急性膵炎と同じく膵臓からの消化酵素が自分の膵臓の成分を消化してしまう病気ですが、それが急激にではなく、徐々に起きるのが、急性との違いです。

右上腹部の痛みが持続するけれど前にかがむと楽になる、背部に痛みが広がる、アルコールや脂質の摂取で痛みが強くなる、などが特徴です。慢性膵炎が進行すると、徐々に膵臓の機能が落ち、消化不良に伴う下痢や脂肪便、体重の減少などが現れたり、糖尿病の症状が出てきたりします。

慢性膵炎は、急性膵炎に比べて胆石性の場合は少なく、アルコールが原因の場合が多いです。また、原因のよくわからない特発性膵炎もあります。

慢性膵炎の進行と治療

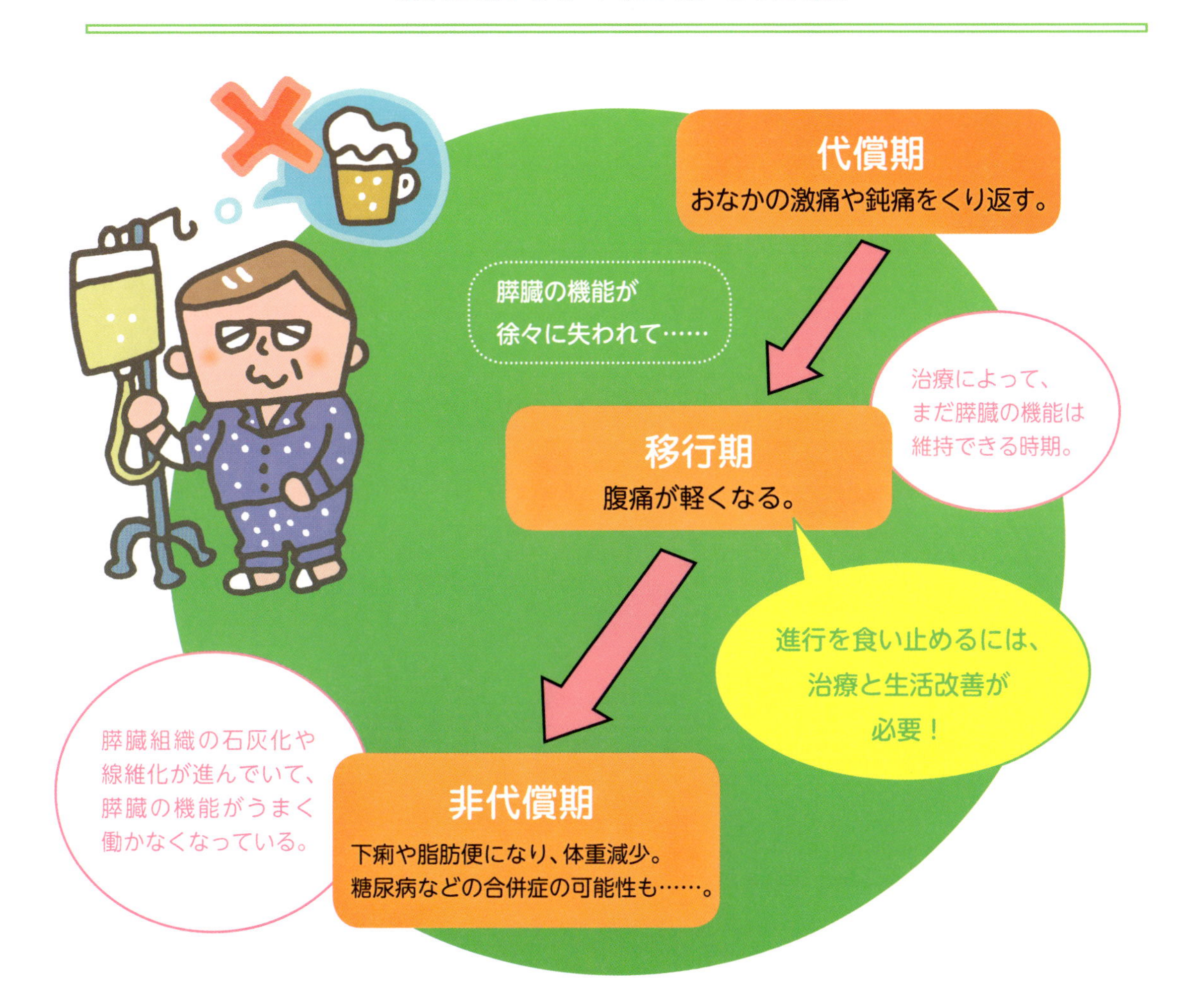

慢性膵炎の進行と治療法

慢性膵炎は、長期間にわたり炎症が続くため、膵液を流す膵管がこわされて太くなったり、中に膵石（膵管内にできた結石）がたまったりします。そして、徐々に膵臓の機能が落ち、荒廃してきます。

慢性膵炎代償期　代償期には、慢性膵炎の代表的な症状として右上腹部の痛みが続きます。おなかに激痛や鈍痛がくり返されるのも特徴です。

この時期には、断酒や脂質を制限した食事がたいせつです。治療面では痛みのコントロールがメインになります。

慢性膵炎非代償期　非代償期にも、膵炎が継続します。膵臓の外分泌（ぶんぴつ）と内分泌の機能が徐々に侵され、消化不良やインスリンの不足による糖尿病の症状が起きてきます。

この時期には、痛みは軽くなってきており、疼痛治療より、インスリンを補ったり、消化酵素を補ったりすることが治療の目標になります。

病気の基礎知識 6

胆道がん、膵臓がんになるリスクは？

胆道がんとは？

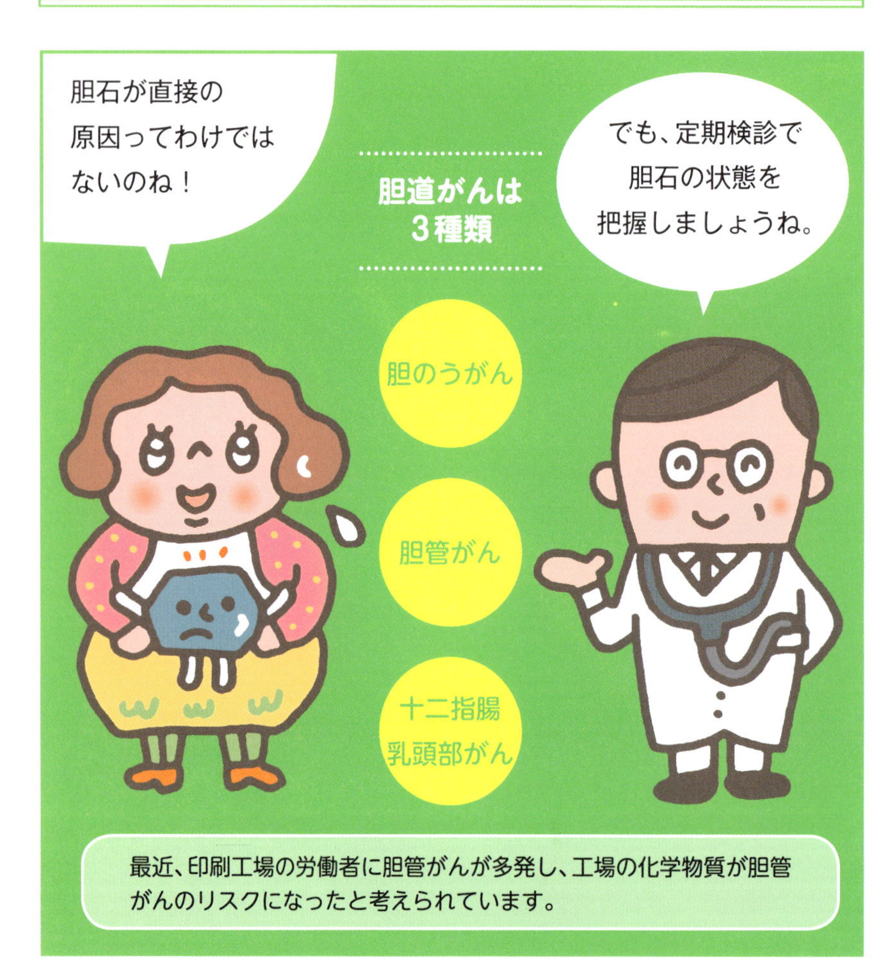
胆石が直接の原因ってわけではないのね！
でも、定期検診で胆石の状態を把握しましょうね。
胆道がんは3種類
胆のうがん
胆管がん
十二指腸乳頭部がん
最近、印刷工場の労働者に胆管がんが多発し、工場の化学物質が胆管がんのリスクになったと考えられています。

胆道がんとは？ 胆道がんのリスク

胆のうがん、胆管がん、十二指腸乳頭部がんの3種類を総称して、胆道がんといいます。

胆のうがんの人が同時に胆石を持つ率は40～75％と高いのですが、胆のう内に胆石がある人にがんの発生が多いということはなく、胆石が胆のうがんのリスクとはいえません。

胆のうポリープでは、10㎜を超えるもの、ポリープが増大傾向にあるもの、表面が盛り上がっている広基性のものは、がんの可能性が高くなるため摘出手術となります。

また、先天的に膵管と胆管の合流部に異常がある「膵胆管合流異常」という病気は、胆管がん、胆のうがんのリスクが高くなります。

膵臓がんとは？

臓器別がん死亡数予測

男性（全部位 220,500）		
1位	肺	53,200
2位	大腸	28,800
3位	胃	28,300
4位	膵臓	18,400
5位	肝臓	16,300
6位	前立腺	12,700
7位	胆のう・胆管	9,500
8位	食道	9,000
9位	悪性リンパ腫	7,400
10位	膀胱	6,500

女性（全部位 158,900）		
1位	大腸	25,200
2位	肺	22,300
3位	膵臓	18,400
4位	乳房	15,500
5位	胃	15,200
6位	胆のう・胆管	8,900
7位	肝臓	8,700
8位	子宮	7,000
9位	悪性リンパ腫	5,800
10位	卵巣	4,700

国立がん研究センターがん対策情報センター「2020年のがん統計予測」より

膵臓がんの危険因子

喫煙

肥満

糖尿病

家族歴

血縁者が、膵臓がんになったことがある。

慢性膵炎

慢性膵炎のない人に比べて、10～20倍高いといわれている。

膵臓がんとは？ 膵臓がんのリスク

膵臓がんは、一般にそれほど知られていませんが、現在の日本では男女ともに多く、臓器別がん死亡予測では、女性で3位、男性で4位となっています。膵臓がんが発見されたときには、すでに進行している場合も多く、治療が難しく経過の悪いがんの一つ。

膵臓がんのリスクとして、家族歴、糖尿病、慢性膵炎、遺伝性膵炎などの合併症、喫煙などがあり、生活習慣の中では、食事要因がおおいに関係しています。肉類や脂質の過剰摂取はリスクを高くし、野菜やくだものの摂取は逆にリスクを低くし、予防的に働くと考えられています。そのほか、コレステロールの過剰摂取は膵臓がん発症リスクを増加させます。肥満は膵臓がんのリスクを高め、中等度の運動がリスクを低下させます。

膵臓がんの早期発見は、腫瘍マーカーや画像診断などで試みられていますが、まだまだ難しく、これからの課題です。

食事の基礎知識 1

規則正しい食事習慣と減塩

食事の間隔とバランスに注意

胆のう、膵臓の病気に対する食事の注意といっても、その基本は普通に健康を保つための食事の注意と、大きな相違があるわけではありません。

食事を規則正しくとることは、胆のうの収縮や消化力を高めるうえでもたいせつです。食事をとらない時間が長く続くと、定期的な胆のうの収縮が起きないため胆石ができやすくなります。朝食を抜いたりしないようにしましょう。

慢性膵炎で消化機能が低下すると、暴飲暴食により消化不良を起こしやすくなります。

一汁二菜を基本にし、脂質をとりすぎず、野菜をしっかりとることが胆のうや膵臓への負担をやわらげます。

献立の立て方

一汁二菜を基本にする

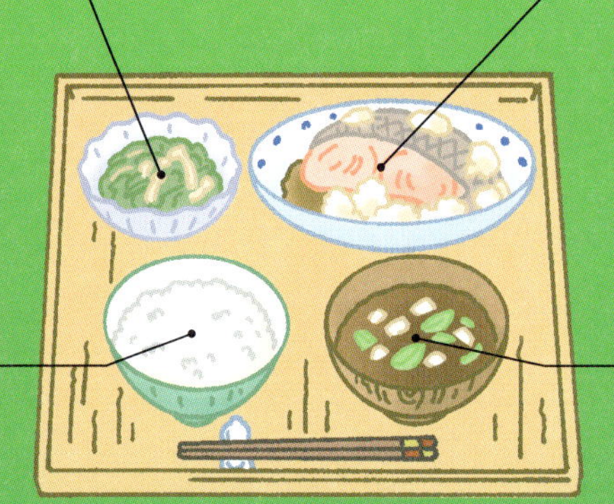

副菜
旬の野菜、食物繊維の多い海藻を使いたい。油いためや揚げ物ではなく、煮物や温野菜サラダなどをとる。
主菜
魚は脂がのった赤身より、淡泊な白身のものを。肉なら、脂肪の比較的少ない部位を選ぶようにする。
主食
消化のよい白米がおすすめ。症状によってはおかゆなどやわらかくして。
汁物
塩分を一日5～6g以下におさえたいので、汁物は一日1回を目安に。

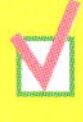 目安は腹八分目。1度の食事で胆のうや膵臓に負担をかけないようにする。

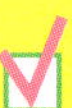 食べ物が胃の中にとどまる時間を少なくするために、消化のよいものを。

 生卵は膵液の分泌を促すので、卵は加熱して食べる。

減塩するコツ

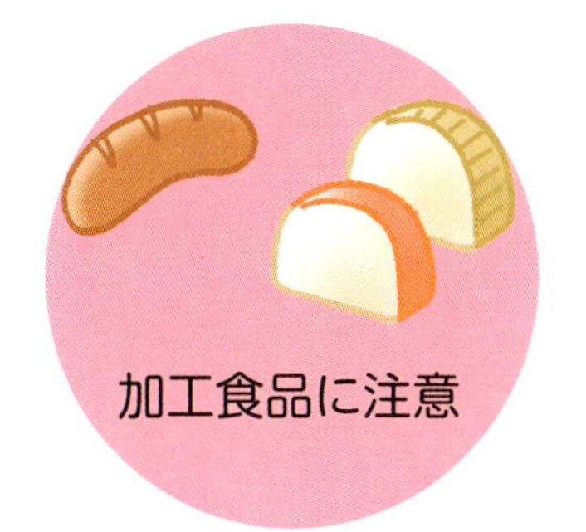
加工食品に注意

調味料は
「かける」より「つける」

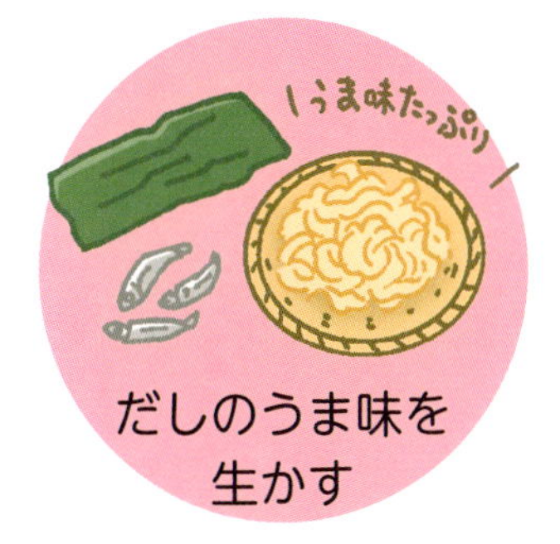

だしのうま味を
生かす

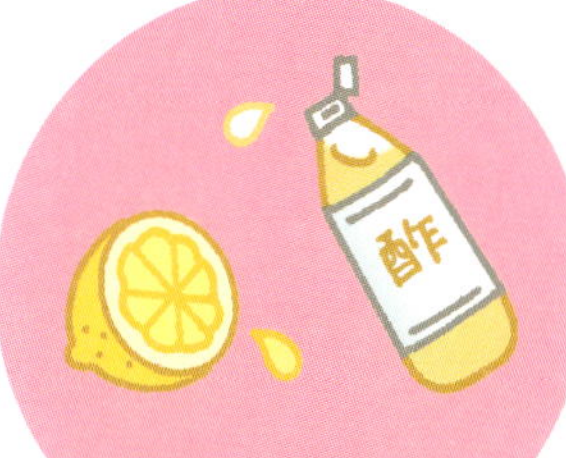

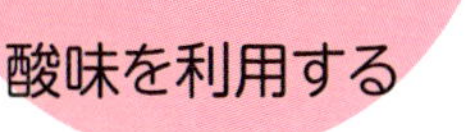
酸味を利用する

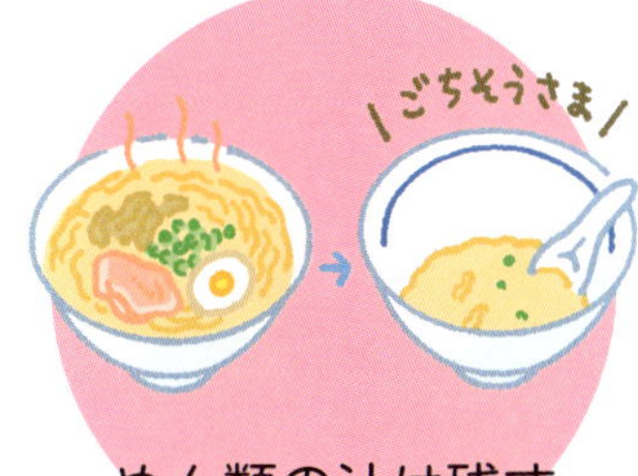

めん類の汁は残す

一日の塩分摂取の目標量

成人男性＝7.5g未満

成人女性＝6.5g未満

厚生労働省「日本人の食事摂取基準2020年版」より

塩分を控える減塩のコツ

日本の食事は世界的にも健康のために優れていることが知られていますが、唯一の欠点は、塩分をとりすぎてしまうことです。

健康のために塩分を控えることは、世界的にもすすめられています。WHO（世界保健機関）の塩分摂取目標量は、一日5gです。ところが、日本人の一日の塩分摂取量は、男性が11g、女性が約9gというのが平均です。ちなみに、一日の摂取目標量は、男性7.5g、女性6.5gとなっています。かなり意識的に減塩をする必要があるということになります。

減塩のコツとして、うす味に慣れることはもちろんたいせつですが、塩（塩分のある調味料）をできるだけ使わない味つけをくふうすることも、近道です。

たとえば、だしのうま味を生かす、酢など酸味を利用するなど、塩以外の力を借りて味の幅を広げると、苦労することなく減塩が可能となります。

食事の基礎知識 2

消化のよいものをとる

消化しにくいものを食べると……

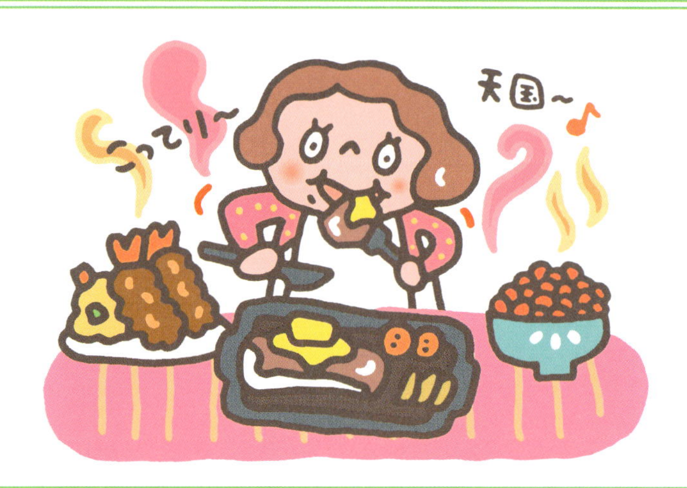

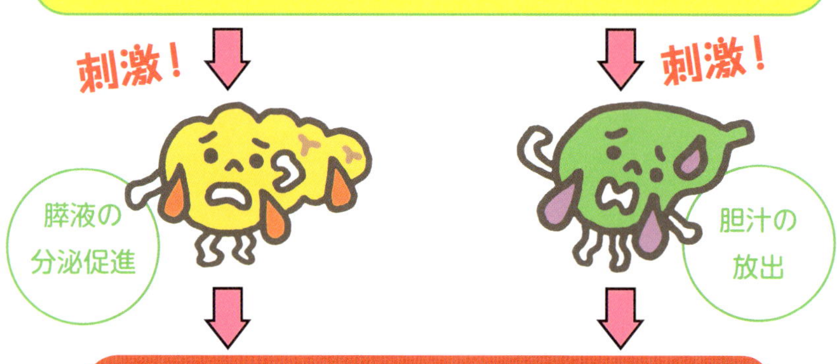
消化するために、胃酸がたくさん分泌される
刺激！
刺激！
膵液の分泌促進
胆汁の放出
病気悪化

胆のう、膵臓に負担をかけない

消化の悪いものは胃にとどまっている時間が長く、胃酸を多く出させます。その結果として胆汁や膵液の分泌を促進させ、胆のうは収縮して胆汁を放出し、膵臓は自らを刺激してしまいます。

胆のうや膵臓に炎症がある間は、これらの負担を少なくするために、消化のよいものをとるように心がけます。

食べたものが胃にとどまる時間は、食べ物の種類と量によって異なります。炭水化物に比べると、たんぱく質は胃の滞留時間が2倍長く、脂質はさらに長く、特にバターなどは、12時間も滞留します。油の多い食べ物を食べるといつまでも胃にたまっている感じがするのはこのためです。

消化のよい食べ物、悪い食べ物って？？

主な食品の胃内滞留時間（100g あたり）

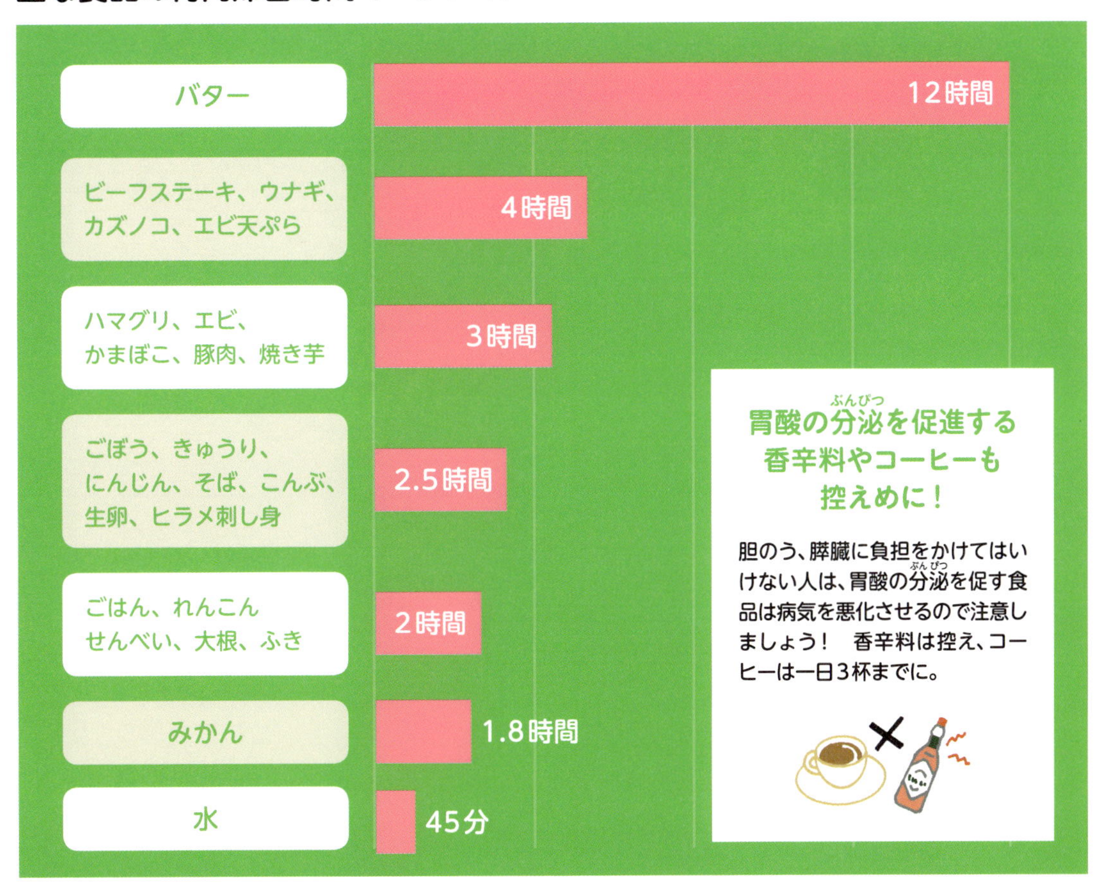

消化のよい食材を選ぼう！

一般にいわれる消化によいものとは、胃に長くとどまることなく、大量の胃酸の分泌を促すことのない食材です。医学的には胃内滞留時間の短い食べ物ということになります。

胃内滞留時間が短いのは、三大栄養素では、炭水化物、たんぱく質、脂質の順になります。

調理法を比べると、煮たり、焼いたり、蒸したりなど火を通して食べると、食べ物は消化がよくなります。また、よく噛（か）んで食べることも消化をよくしてくれます。

コーヒーは一日3杯以下であれば、膵臓がんのリスクを低くするのですが、多量に飲みすぎると、逆にリスクが高くなります。

寝る3時間前までに夕食を食べるのが健康によいとよくいわれますが、これは食べたものが胃に残っている胃内滞留時間と関係しています。胃内に食べ物があると、睡眠が浅くなり、体の疲れがとれないのです。

食事の基礎知識 3

控えたい食材、とりたい食材

動物性脂質の多い食品はNG

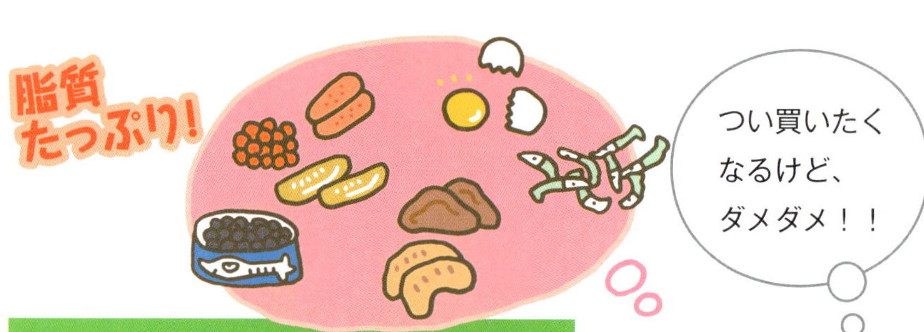

脂質たっぷり！
つい買いたくなるけど、ダメダメ！！

肉類の脂質量
（100g あたり）

牛肉

部位	脂質量
バラ・脂身つき	42.6g
肩ロース・脂身つき	26.4g
もも・脂身つき	13.3g
ヒレ	9.8g

豚肉

部位	脂質量
バラ・脂身つき	34.6g
肩ロース・脂身つき	19.2g
もも・脂身つき	10.2g
ヒレ	1.9g

鶏肉

部位	脂質量
手羽・皮つき	14.6g
もも・皮つき	14.0g
むね・皮つき	11.6g
もも・皮なし	3.9g
むね・皮なし	1.5g
ささ身	0.8g

ハム・ベーコン

種類	脂質量
ベーコン	39.1g
ロースハム	13.9g
ショルダーベーコン	11.9g
ボンレスハム	4.0g

※数値は『日本食品標準成分表2010』による。

コレステロールによる結石が70％！

コレステロールを控えるコツ

胆汁中のコレステロール濃度が高くなり胆のうの収縮力が落ちると、コレステロール系結石（胆石）が作られやすくなります。コレステロールを多く含む食品は、肉や魚の内臓（レバーやあん肝）と卵（鶏卵、イクラやタラコ）などです。

また、胆石や膵臓がんは、肥満がリスクになっており、脂質を制限することが、肥満の解消にもつながり、がんに対する予防効果も期待できます。

まず、牛乳やヨーグルト、クリーム類などの乳製品や肉類など、動物性の脂質のとりすぎに注意し、減らすように心がけましょう。肉類を食べるときは、脂質の少ない種類や部位を選ぶことです。

食物繊維をじょうずにとろう！

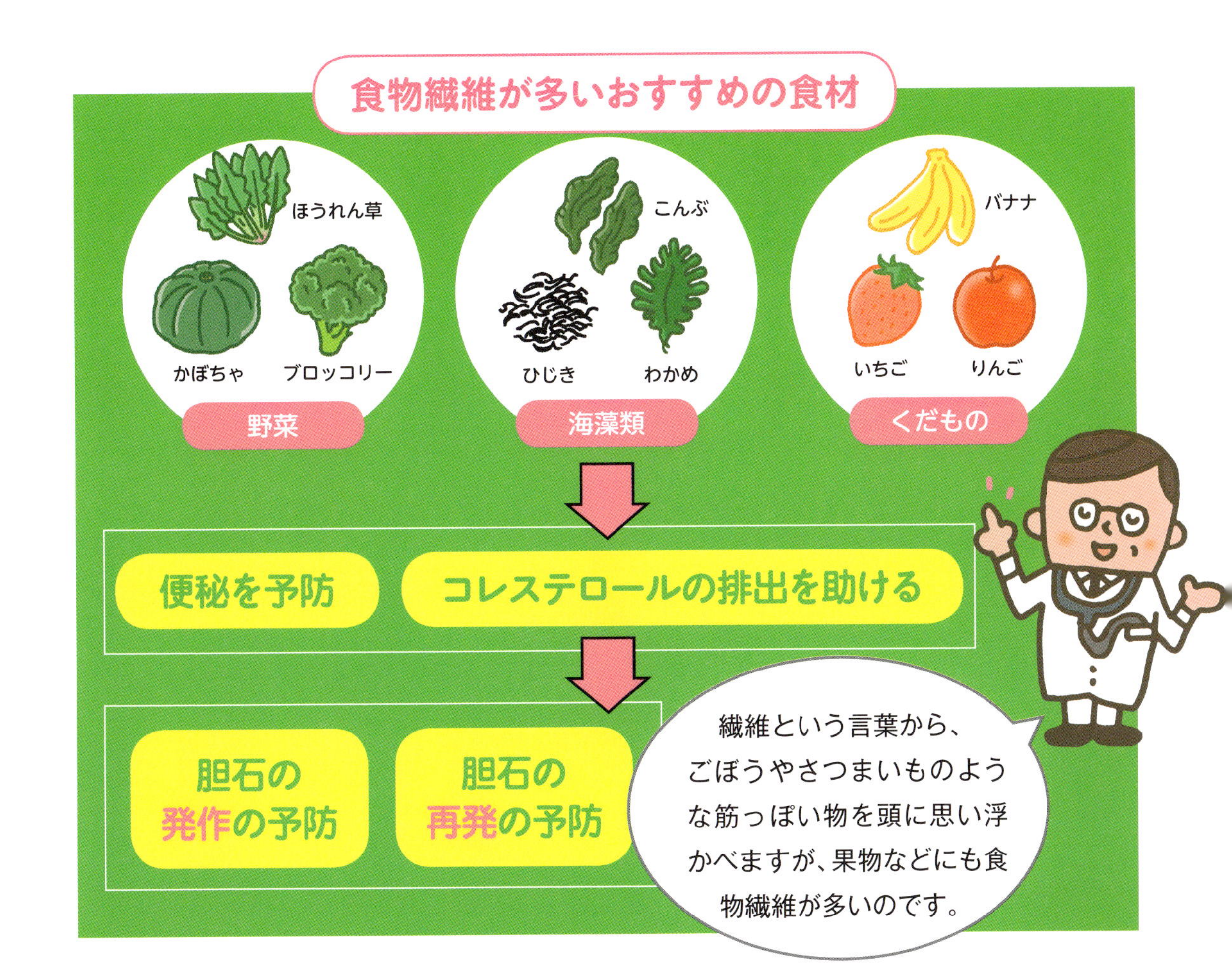

食物繊維をとって便秘を回避

食物繊維を多くとれば、腸の運動は活発になります。そのことは、便秘の解消にもつながりますし、胆石の予防にも役立ちます。野菜、海藻、くだものなどを積極的にとりましょう。

ちなみに、食物繊維とは、人の消化酵素によって消化されない難消化性成分の総称です。消化されないので当然かといえば、消化によいか悪いかといえば、消化によい食べ物ではないのですが、胆のうや膵臓には負担をかけません。食べ物が消化・吸収されることと、胃を通過することは、じつは医学的には違うのです。

したがって、野菜や、海藻などは消化されないから食べてはいけないということではありません。これらをとることで、肥満にならないだけでなく、コレステロールを下げるという効果も期待できるのです。

現在、一般的な日本人の食生活の中で食物繊維が不足気味です。積極的にとるようにしましょう。

食事の基礎知識 4

脂質とエネルギーをコントロールする

一日の摂取エネルギーと脂質量

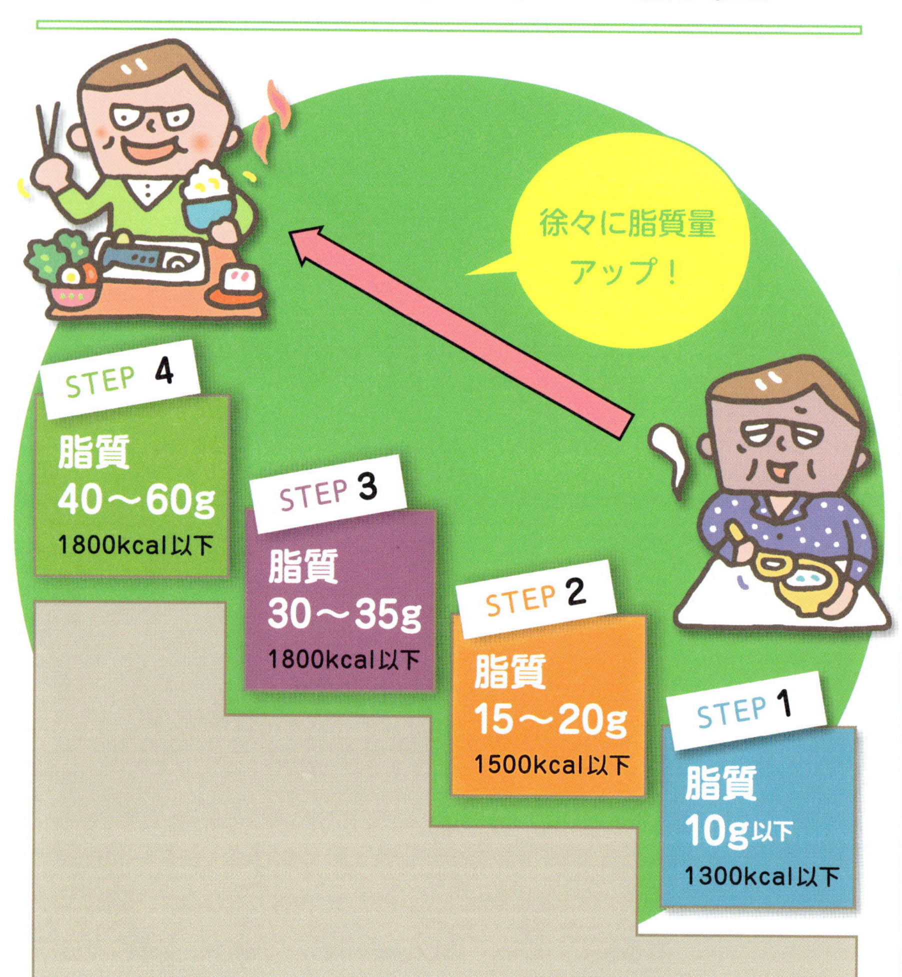

脂質とエネルギーを制限する理由

脂質とエネルギーを制限することは、肥満、脂質異常症※を予防するうえからもたいせつ。肥満は、メタボリックシンドロームだけでなく、胆石や膵臓がんのリスクにもなります。

かつて、急性膵炎後や慢性膵炎ではかなり厳しい脂質制限食がすすめられましたが、脂質の極端な制限は栄養のバランスを悪くし、栄養失調になりかねません。そのために、現在ではそれぞれの症状に合わせて、比較的ゆるやかな脂質の制限（10g以下、15～20g、30～35g、40～60g）に改められています。

左ページで、あなたの病気と時期から、脂質とエネルギーの目標値を知り、毎日の食事の目安にしましょう。

※血液中の脂質（コレステロールや中性脂肪）が多すぎる病気。

あなたの病気の症状に合わせてコントロール

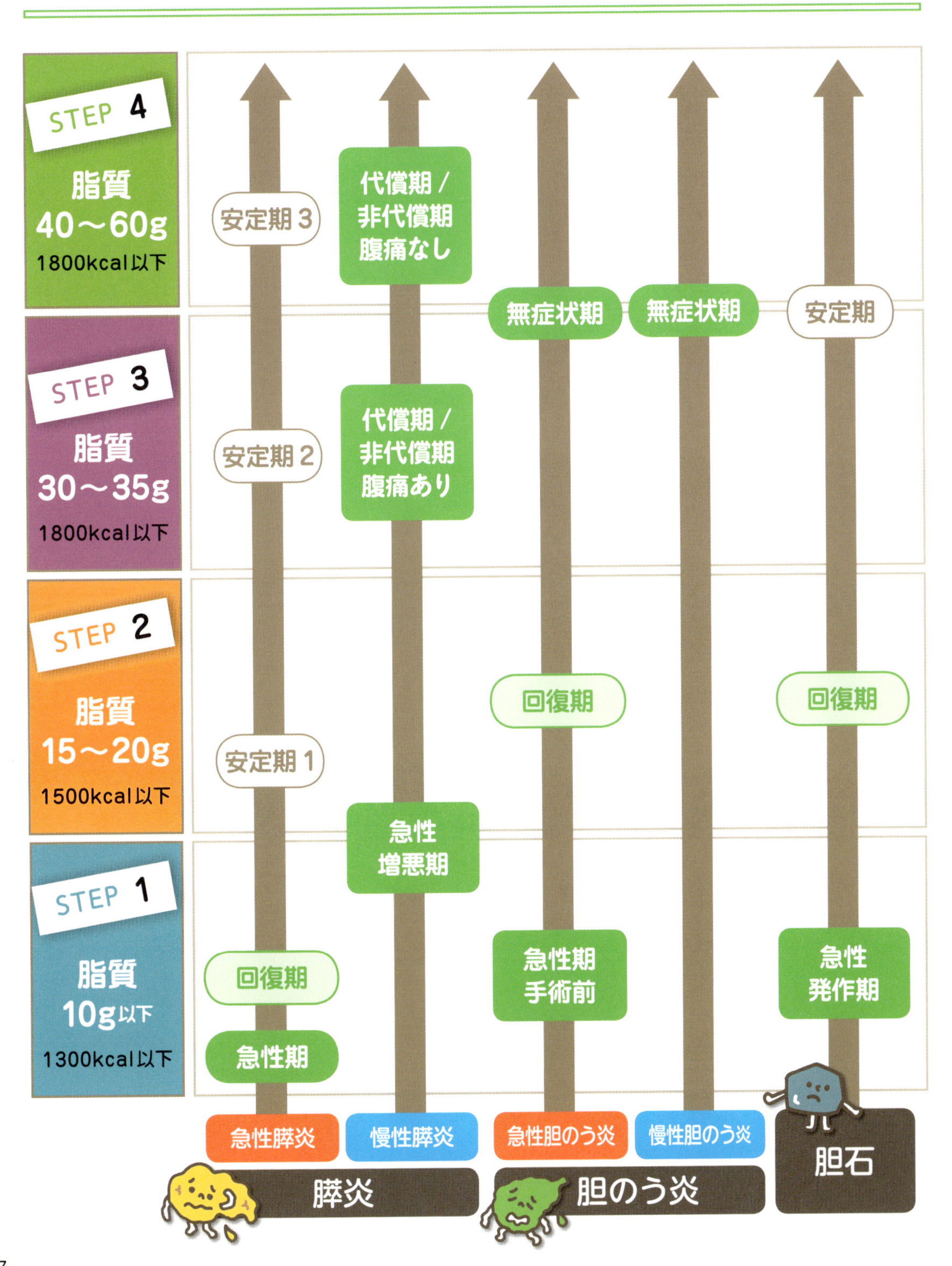

食事の基礎知識 5

脂質を減らす調理の3大ポイント

脂質を減らすことが健康への近道

毎日の食事で脂質を減らすには食材選びが基本です。魚であれば、タラ、カレイなどの白身魚がベストですが、イワシやサンマ、サバなどの青背魚には、EPAやDHAなど体によい脂肪酸も含まれていますので、一日の脂質の範囲内でとり入れてください。カニやエビも低脂質です。肉の場合、霜降り肉など脂質の多いものは避け、ヒレやもも肉など赤身の部位を選びます。ただし、牛肉は豚肉より脂質が多いので注意（24ページ参照）。鶏肉は低脂質と思われがちですが、皮の部分は約50％が脂質なので、皮を除きましょう。ベーコンやソーセージも、エネルギーや脂質が多いので、表示を参考に、少ないものを選びます。

食材選びと調理法

POINT 1 脂質の少ない食材選び

肉の脂身、鶏皮、ベーコン、ソーセージはできるだけ控えること。毎日食べる魚や肉は低脂質のものを。白身魚や鶏ささ身、牛肉や豚肉の赤身がおすすめ。

POINT 2 調理で脂質をカット!

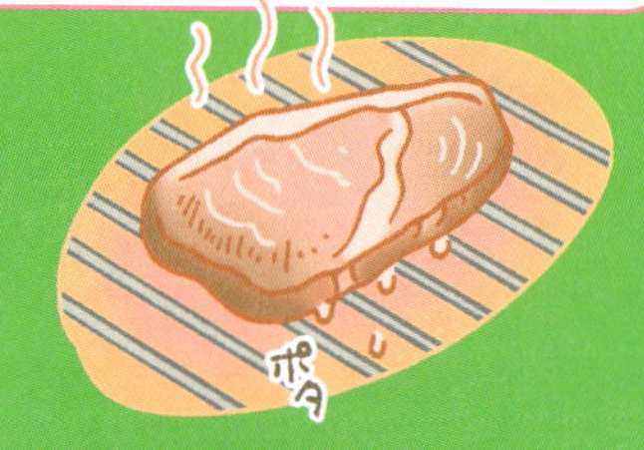

網焼きは、油脂を使わずに加熱ができ、食品の表面の脂分をとけ出させて落とすこともできる調理法です。

網焼きよーい!

POINT 3

油を使わない調理を多く!

ゆでる、蒸すは、油を使用しない調理法。肉や魚は、ゆでることで、脂分がゆで汁に流れ出ます。蒸すことも、水蒸気が材料のすきまや、裏側まで熱を行きわたらせ、食品の脂質を除くのに適した調理です。

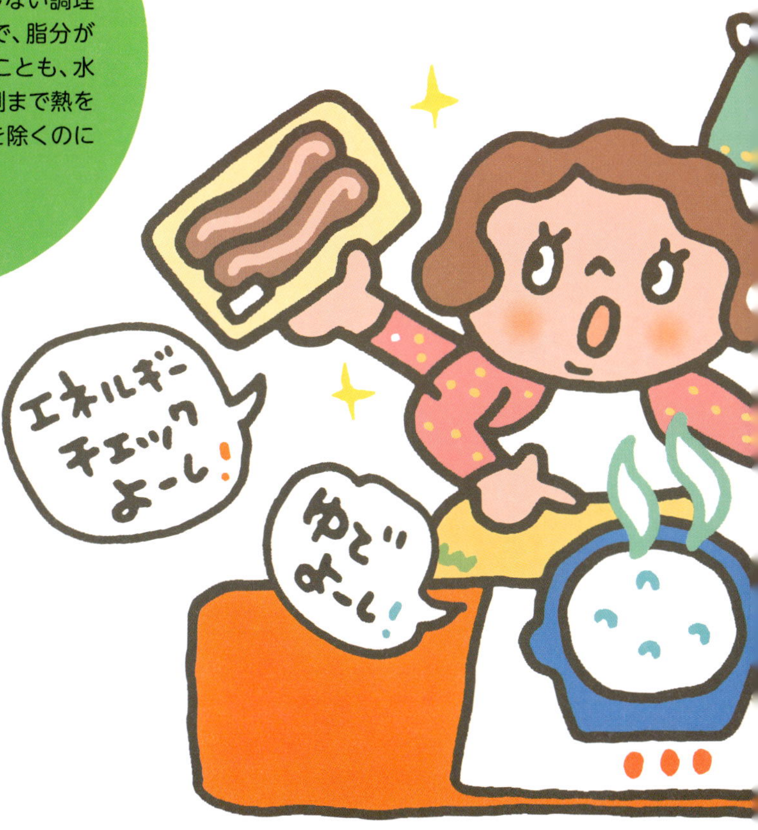

油を使わないおすすめ調理法

1. ゆでる
2. 蒸す
3. 電子レンジ
4. クッキングシート利用
5. フッ素樹脂加工フライパン

便利な調理器具を有効活用

電子レンジの特技は、油や水などの熱媒体がなくても中までしっかり加熱できること。

さらに、最近は、加熱水蒸気が出て、焼いたり蒸したり、いため物の料理が油なしでできたり、ノンフライで揚げ物ができたりする調理機能がある電子レンジも販売されています。

たとえば、ベーコンや鶏肉のから揚げなどは、キッチンペーパーの上にのせて、電子レンジで加熱すると、とけ出した脂がペーパーに吸収され、脂質を減らすことができます。また、いため物をするときなども、食材を電子レンジで先に加熱してやわらかくしてからいためると、少量の油でいためることができます。こうした電子レンジの特長をうまく活用すれば、比較的調理に使う油脂をおさえることができるのです。フッ素樹脂加工（テフロン加工など）のフライパンも、少なめの油でいためても焦げつかないので、おおいに活用しましょう。

食事の基礎知識 6

低脂質食材をおいしくするコツ

低脂質でもおいしく調理！

低脂質の食材は、なんだか味けないと感じることもあります。しかし、調理にひと手間くふうをすれば、低脂質食材もグンとおいしく調理できます。

POINT 1 下味をしっかりつける

脂質が少ない鶏ささ身や、豚ヒレ肉などの部位も、みそだれやしょうがじょうゆなどに漬け込むことで、肉や魚にうま味が加わります。

プラスPOINT 切れ目を入れておく

POINT 2 弱火でじっくり焼く

脂質の少ない食材は、下味をつけて、アルミホイルなどで包んでオーブンでじっくり焼くことで、うま味を逃がさずに調理ができます。

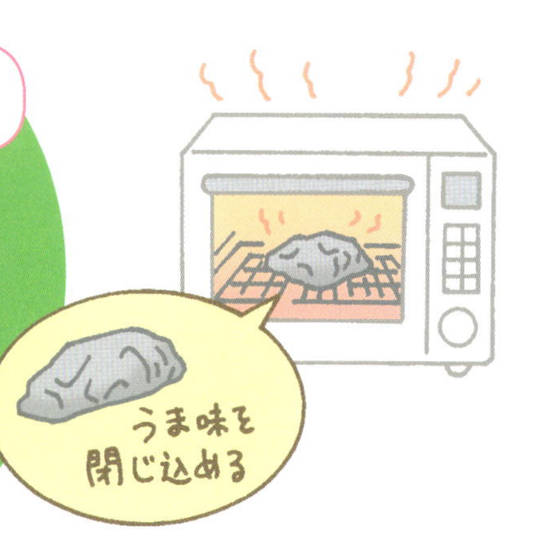

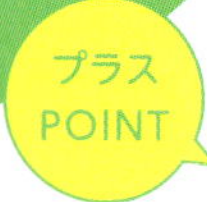

あらかじめ下味をつけ、アルミホイルに包んで焼く

この調味料は
要注意！

刺激が強い！

豆板醤(とうばんじゃん)、ラー油、チリソース、カレー粉、チリパウダー、とうがらし、にんにくなどは、刺激が強いので、使用量には注意し、少なめにします。
また、キムチのように刺激が強い漬物も控えましょう。

脂質が多い！

市販品のカレールー、ハヤシルーは、重量の3分の1が脂質です。なるべく使わないほうがよいでしょう。
マヨネーズやドレッシングも脂質が多いので、かけすぎないように注意してください。

POINT 3 かたくり粉を活用する

油分のまったくない料理は、パサパサして食べにくい料理になります。仕上げにごま油やオリーブ油をひとたらしして、水どきかたくり粉でこくを包み込みます。干し貝柱や干しエビなど、うま味の出る材料を使うのもよいでしょう。

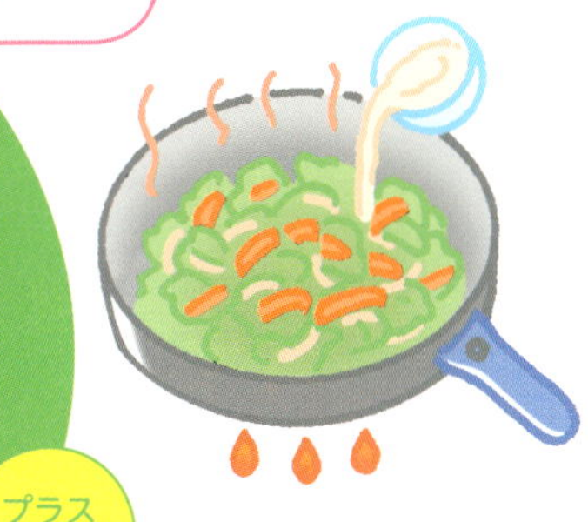

プラスPOINT いため物にもかたくり粉

POINT 4 香り・食感を加える

香味野菜やハーブで風味をプラスすれば、単調な食材も、目先が変わった料理に変身します。バジルやミントなど、お好みのハーブを選びましょう。

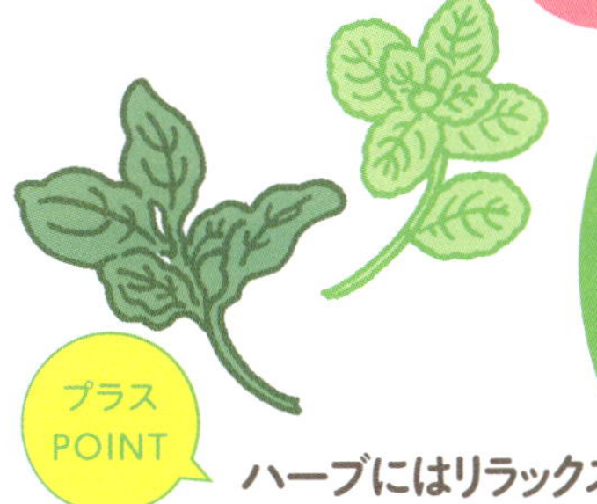

プラスPOINT ハーブにはリラックス効果も

POINT 5 ノンオイルのたれとドレッシング

市販のノンオイルドレッシングにハーブやゆず、レモン、みょうが、ねぎなどをプラスしてお好みのドレッシングを作ってみましょう。マヨネーズは低エネルギータイプを選び、さらにプレーンヨーグルトやトマトピューレを加えて、低脂質に。

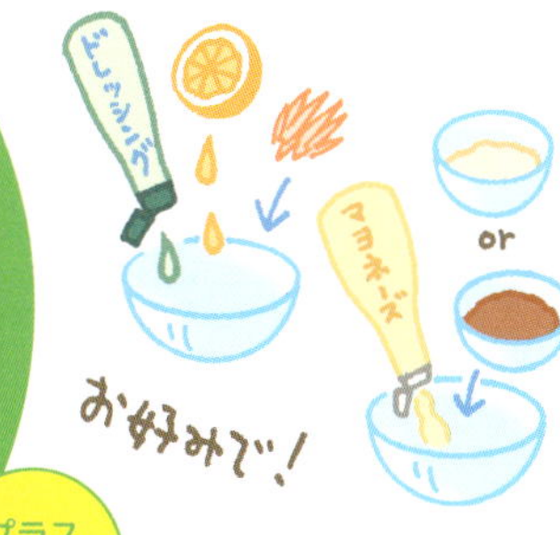

プラスPOINT 手作りで低脂質に

食事の基礎知識 7

断酒しよう！

飲酒の習慣はストップ！

一度お酒を飲み始めてしまうと……

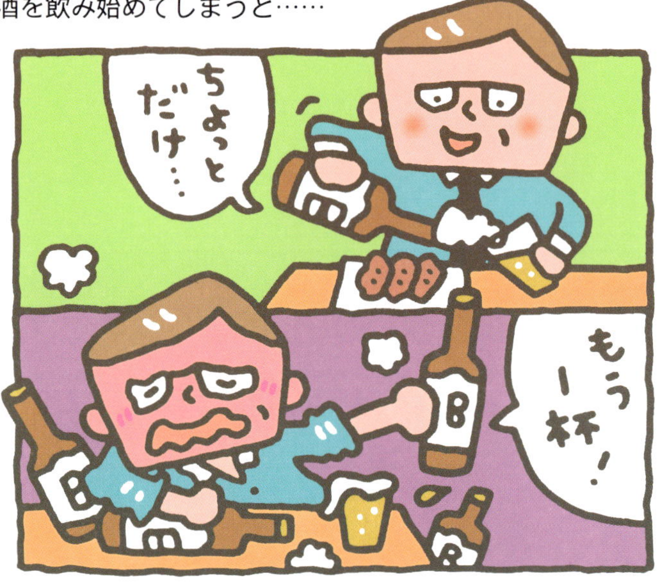

飲酒の習慣が戻ってしまいがち……。

急性膵炎の再発や慢性膵炎の悪化を招く

アルコール性急性膵炎の
再発率は46％！

一度膵炎になったら断酒が必要！

アルコールが原因で膵炎を起こした人は、急性であっても慢性であっても断酒することをおすすめします。

慢性膵炎になって、医師にお酒をやめるようにいわれても飲酒を続けている人は、アルコール依存症になっている場合が多く、一度飲み始めれば大量飲酒につながるからです。

一度急性膵炎になった人が次に膵炎になれば、命とりになる危険性もあります。本人だけでなく、周囲の人も協力してお酒を遠ざけることがたいせつです。

慢性膵炎も、がんこな痛みは飲酒で誘発されることも多く、膵臓の機能をさらに荒廃させるので、断酒しましょう。

断酒を成功させるコツ！

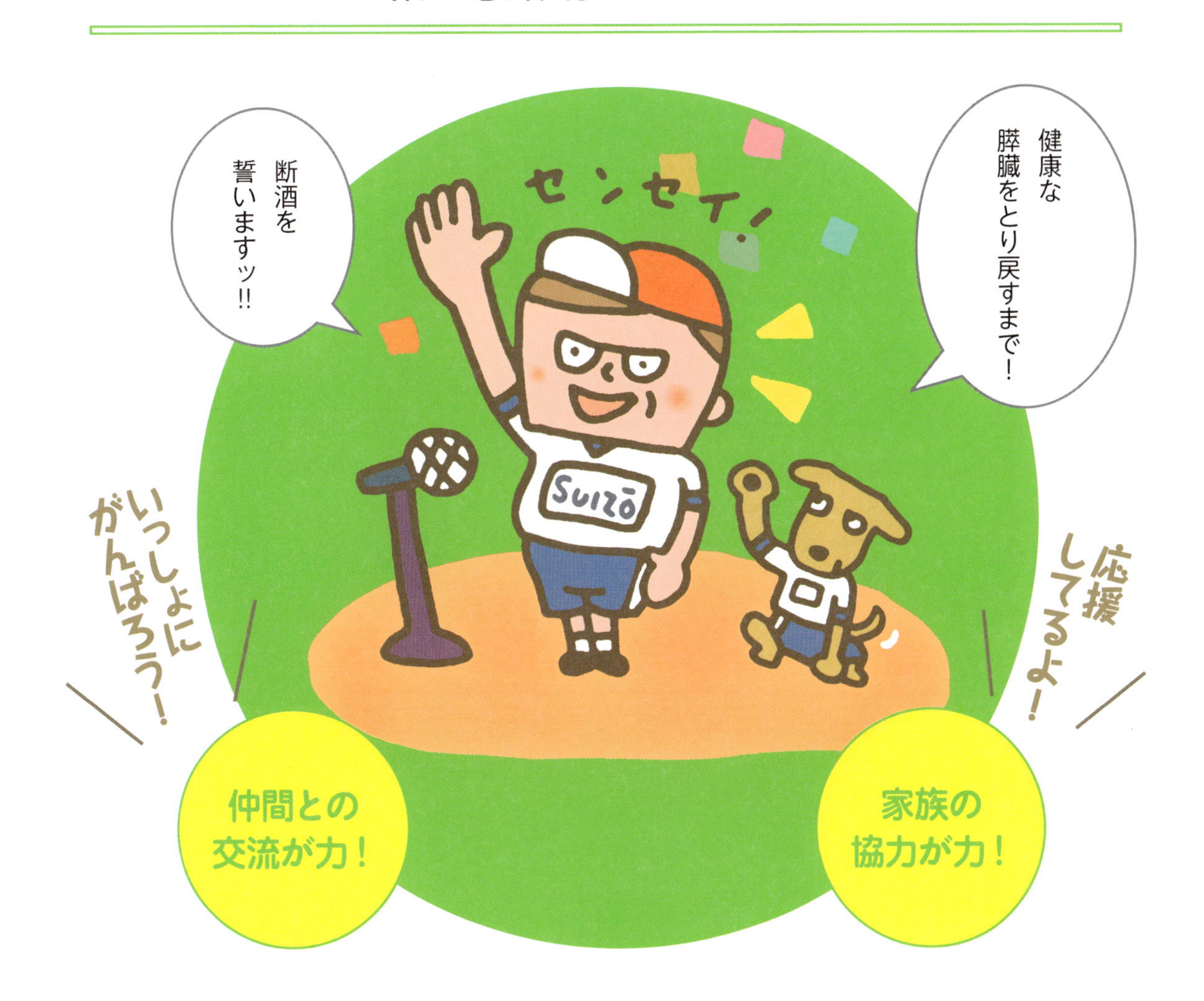
断酒を誓いますッ!!
センセイ！
健康な膵臓をとり戻すまで！
いっしょにがんばろう！
応援してるよ！
Suizō
仲間との交流が力！
家族の協力が力！

断酒成功のための近道

断酒を決心したら、まずは断酒することをまわりに宣言し、周囲の人の援助を求めましょう。大量の飲酒の習慣がある人、特にアルコール依存症になっている人は、自分一人だけの意志や努力でなんとかなると考えないことです。

胆のうや膵臓の病気について内科医に診てもらうだけではなく、アルコール依存症を多く診ている精神科医にも受診し、相談することをすすめます。

とりわけ大事なのが、断酒をするための患者の集まりに積極的に参加することです。アルコホーリクス・アノニムス（AA）や断酒会と呼ばれる集会が全国各地にあり、毎日のように集会が開かれており、その集会に参加するだけで、飲みたいと思わなくなったり、飲まなくてもすむようになったりする人もいます。ぜひ、自分の気持ちに合う近くの集会を探して積極的に参加してみてください。

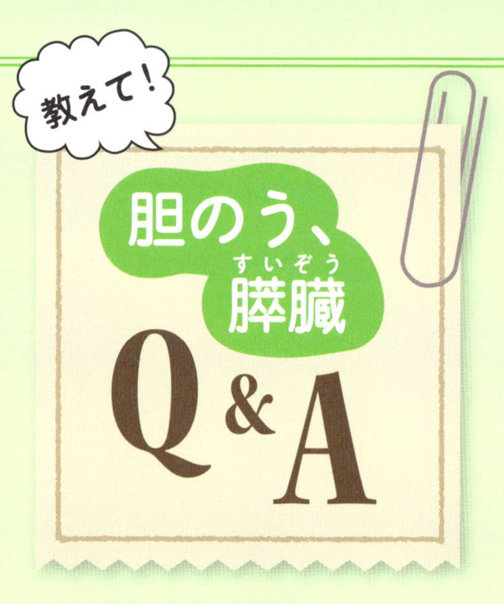

一度、胆のうや膵臓の病気になると、その後の生活が不安に……。そんな皆さんのお悩みにお答えします。

Q1 胆石を持っているとがんになりやすいからと、外科医から手術をすすめられています。手術しなければダメでしょうか？

A 胆のうがんには胆石（胆のう内結石）の合併が多いこと、胆石による慢性的な刺激が胆のうがんの発症を促すのではという推測から、胆のうをとる手術がすすめられてきました。しかし、胆石を持っている人を長期間経過観察した研究では、胆のうがんができやすいということはないと報告されています。したがって、健診でたまたま見つかった胆石や、腹痛、黄疸（おうだん）、発熱などの症状のない胆石では、手術をする必要はなく、1年に1～2回超音波検査を受けて経過を見ることがすすめられます。ただし、総胆管の胆石は、急性胆管炎を起こしやすく重症化しやすいので、早期に治療することがすすめられます。

Q2 検診で胆石が見つかって、食事中の脂質をできるだけ少なくするよう注意されました。今までのような食事はもうできないのでしょうか？

A 胆石で脂質を制限する理由は2つあります。1つは、現在多いコレステロール系胆石は、コレステロールの多い食事で胆石を作りやすいためです。もう1つは、天ぷら、ウナギ、脂の多い肉など脂質を食べたときに胆のうが収縮し、腹痛などの胆石発作を起こしやすいことです。一方、胆石は胆のうの収縮が規則正しく起きていないとできやすいという一面もあります。今まで、腹痛などの症状のない人なら、極端に食事中の脂質量を減らす必要はありません。ただし、コレステロールのとりすぎには注意をしてください。

Q3 ひどい腹痛と発熱で入院し、総胆管結石と胆管炎と診断されました。今後、どんな注意が必要ですか？

A 胆管炎は胆管結石が原因のものが多く、細菌感染が悪化すると敗血症になるなど命とりになる病気です。ただし、抗菌剤と胆汁を体外や十二指腸へ流れさせるドレナージ術（13ページ参照）で感染が治まり、結石をとり除いてしまえば、再発することは少なく、退院後の制限もあまりありません。炎症がおちついただけで、総胆管の結石が残っているのであれば、結石除去術がすすめられます。内視鏡下に総胆管の出口から石を引っ張り出す手術が行われます。

Q4 急性膵炎のために入院しました。退院後にはどのような食生活が必要なのでしょうか?

A 急性膵炎でも、その原因によりその後の生活は大きく異なります。退院早期でまだ炎症が完全に治まっていない状態であれば、炎症が治まるまでは脂質を制限した食事がすすめられます。アルコールが原因であれば、断酒が最も大事です。また、アルコールが原因のときは急性とはいっても慢性膵炎の急性増悪の場合が多く、ある程度脂質を制限した食事が必要となります。胆石が原因であれば、胆石がとれて炎症が治まった時点で普通の食生活にもどすことが可能です。総胆管結石は治療後にもくり返すこともあるので、定期的にMRCPという画像検査などでチェックすることになります。

Q5 慢性膵炎といわれて、ほとんど脂質をとらないような食生活をしています。脂質はもうとることはできないのでしょうか?

A 慢性膵炎で脂質を制限される理由は2つあります。1つは、慢性膵炎になると消化酵素の分泌(ぶんぴつ)が少なくなり消化不良を起こすことです。特に脂質の消化吸収が悪くなり脂質の多い便になることもあります。もう1つは、脂質の多い食事では膵液の分泌を促し、膵臓に負担をかけるからです。ただし、今までの極端な脂質制限食は反省期にあり、そのために栄養失調になることが問題となっています。過剰な脂質は好ましくありませんが、一定量の脂質はとるように指導されているのが現状です。具体例は、本文(27ページ)を参照してください。

Q6 慢性膵炎ですが、消化のよいものを食べなさいといわれています。どのようなものがよく、どのようなものが悪いのでしょうか?

A 一般に膵炎には消化のよい食事を、とよくいわれます。慢性膵炎では、胃の中に滞りにくい食事と解釈してよいでしょう。胃の中に滞る食べ物は、胃酸の分泌を促します。胃からの消化物が送り出されると十二指腸内のｐＨ(ピーエイチ※)が低下し、膵臓から酸を中和する重炭酸塩の分泌が刺激されます。このことが、膵臓の炎症を悪化させる可能性があるのです。また、脂質の多い食事は胃に滞りやすいだけではなく、慢性膵炎では脂肪分解酵素も少なくなっているため、下痢をしやすくなります。消化管の中で分解・吸収されない食物繊維は消化はされないのですが、慢性膵炎に悪いわけではありません。

※pH…酸性・アルカリ性の程度を表す単位。

Q7 父親を膵臓がんで亡くし、最近同僚も膵臓がんが発見されたと入院しました。早期発見にはどうすればよいのでしょうか?

A がんの早期発見と治療は近年長足の進歩を遂げてきました。しかし膵臓がんでは、まだまだ両者が難しいのが現状です。診断には血液検査と画像検査が行われます。血液の検査では腫瘍マーカーを調べる検査がありますが、これらは、早期発見に有効とはいえません。超音波検査で、主膵管の拡張やのう胞などの所見で拾い上げることが有効とされますが、ある程度、検査を行う人が熟練していないと膵臓の描出自体が困難です。超音波検査で異常があれば、ＣＴスキャンやＭＲＣＰという画像検査を進めることになります。最近、血液中のたんぱく質を質量分析器で分析することによる早期診断が試みられ、よい成績を上げています。今後の臨床応用が望まれます。

Q8 主人が慢性膵炎を患っているのですが、断酒ができなくて困っています。どうすればよいのでしょうか?

A アルコールの多飲が原因で慢性膵炎となっている場合、断酒することが何よりもたいせつです。断酒ができれば病気の進行もおさえられます。しかし、なかなかやめられない場合も多いのが現実です。ほとんどの場合、アルコール依存症となっていますから、専門の精神科医を受診することをおすすめします。また、断酒会やアルコホーリクス・アノニムス（ＡＡ）などの患者の集まりに参加することにより、断酒の継続が可能となります。問題は、患者自身はこういったところにも行きたがらないことです。アルコール依存症患者の家族のための集まり（アラノン）などもあります。同じ悩みをかかえる人と、話し合ったり、情報を交換したりすることで、断酒の一歩を踏み出すことが必要です。

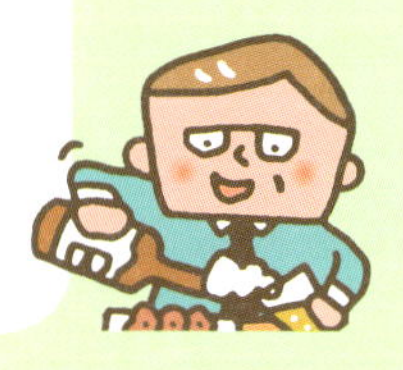

Q9 胆石（胆のう内結石）が見つかりました。ときどき食後に右上腹部が痛くなることがありますが、軽度ですぐに治まります。手術をしないですませる方法はないのでしょうか?

A 胆石に対して開腹手術をしない方法として、胆石溶解療法やESWL（対外衝撃波結石破砕療法）による治療があります。胆石には、コレステロール系胆石と色素系胆石がありますが、薬で溶けるのはコレステロール系胆石です。大きさは15㎜未満（できれば10㎜未満）の小さめで胆のうの中で浮いているタイプのもの、石灰化のないものが溶解療法の対象となります。ウルソデオキシコール酸を服用することにより、約半年で効果が現れます。ＥＳＷＬの治療は、やはりコレステロール系胆石で、石灰化がなく20㎜以内の石が適応です。専門医とよく相談して受けてください。

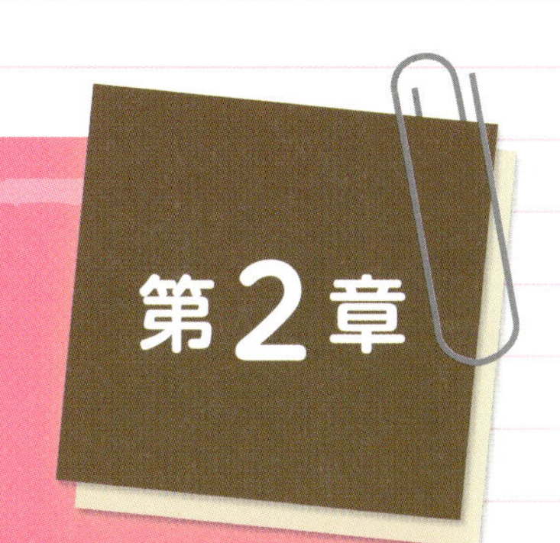

胆のう、膵臓に負担をかけない食事

── 脂質量制限別 ──

第1章でも紹介したとおり、胆のうと膵臓の病気改善には、
日ごろの食生活が大きなかぎを握ります。
病気を進行させない、再発させないために、特に気をつけなければならないのが
「脂質量」。とはいえ、極端な制限をする必要はありません。
自分の現在の症状に合わせて脂質とエネルギーをじょうずにコントロールし、
制限しながらも、"豊かな食生活" を目指しましょう。
この章では、制限があっても満足感の得られるレシピを
たくさん紹介しています。ご活用ください。

脂質 10g 以下制限

STEP 1

1300 kcal

- ✓ 急性膵炎 急性期 回復期
- ✓ 急性胆のう炎 急性期手術前
- ✓ 胆石 急性発作期

膵液の分泌(ぶんぴつ)量や濃度を増してしまう「脂質」を一日10g以下におさえるためには、かなり意識的に脂質の少ない食品や調理法を選ぶ必要があります。全体の栄養バランスがとれ、しかも脂質をおさえた2日分の献立を紹介します。

朝食

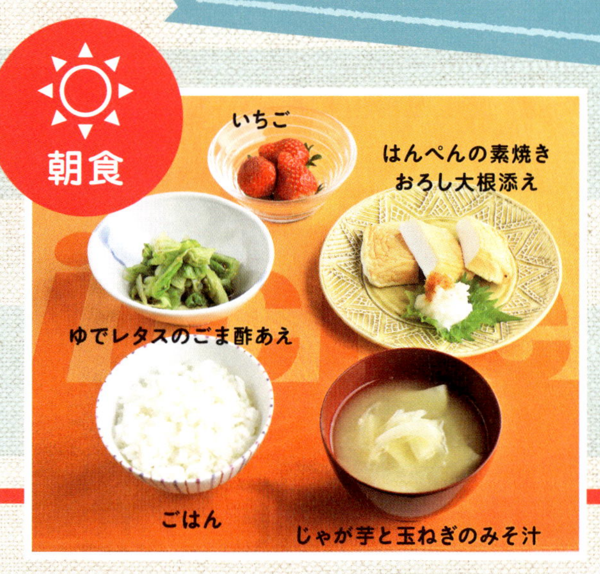

いちご
はんぺんの素焼き
おろし大根添え
ゆでレタスのごま酢あえ
ごはん
じゃが芋と玉ねぎのみそ汁

エネルギー	脂質	塩分
398 kcal	2.7 g	2.7 g

じゃが芋と玉ねぎのみそ汁

材料（1人分）

- じゃが芋……1/4個(30g)
- 玉ねぎ……1/9個(20g)
- 煮干しだし……3/4カップ(150mℓ)
- みそ……小さじ1 1/3(8g)

作り方

1. じゃが芋は5mm幅のいちょう切りに、玉ねぎは薄切りにする。
2. なべにだし、じゃが芋、玉ねぎを入れて火にかけ、火が通ったらみそをとき入れ、煮立つ直前に火を消す。

エネルギー	脂質	塩分
47 kcal	0.7 g	1.1 g

ゆでレタスのごま酢あえ

材料（1人分）

- レタス……2枚(80g)
- ⓐ しょうゆ……小さじ1/2(3g)
- ⓐ 酢……小さじ1強(6g)
- いり白ごま……小さじ1/2(1.5g)

作り方

1. レタスはゆでて水にさらし、水けをきる。
2. ⓐを合わせ、レタス、ごまを加えてあえる。

エネルギー	脂質	塩分
22 kcal	0.9 g	0.4 g

はんぺんの素焼き おろし大根添え

材料（1人分）

- はんぺん……1/3枚(50g)
- 大根……1cm(40g)
- しそ……1枚(1g)
- しょうゆ……小さじ1/2(3g)

作り方

1. オーブントースターにアルミホイルを敷き、はんぺんの両面を焼き色がつく程度に焼く。
2. 大根はすりおろし、汁けを軽くきる。
3. **1**を食べやすい大きさに切って皿に盛り、しそ、**2**を添え、しょうゆを垂らす。

エネルギー	脂質	塩分
57 kcal	0.5 g	1.2 g

※ごはん、いちごの分量は41ページに記載

さつま芋のりんご煮

材料（1人分）

さつま芋……1/3本(60g)
りんご……1/3個(40g)
砂糖……小さじ1 1/3(4g)
水……1/2カップ弱(80mℓ)

作り方

1 さつま芋は8mm厚さの輪切りにし、水にさらして、水けをきる。
2 りんごは芯(しん)を除いて、皮をむき、8mm厚さに切る。
3 なべに1、2、砂糖、水を入れて、火が通るまで煮る。

エネルギー	脂質	塩分
116kcal	0.2g	0g

おかめうどん

材料（1人分）

ゆでうどん……240g
鶏ささ身……1本(60g)
小松菜……1株(40g)
かまぼこ（5mm幅）……1切れ(10g)
小ねぎ……2本(8g)
ⓐ
- カツオだし……1カップ(200mℓ)
- 酒……小さじ1(5g)
- みりん……小さじ2(12g)
- しょうゆ……小さじ2 1/2(15g)

作り方

1 うどんは湯通しし、水にさらし水けをきる。
2 ささ身は筋を除き、3cm長さに切る。
3 小松菜は熱湯でゆで、水にさらして水けをきり、3cm長さに切る。
4 小ねぎは小口切りにする。
5 なべにⓐを合わせて煮立て、2を入れ弱火で2～3分煮る。
6 1を加え、味がなじむまで煮る。
7 器に盛り、3、かまぼこ、4をのせる。

エネルギー	脂質	塩分
383kcal	1.8g	3.4g

昼食

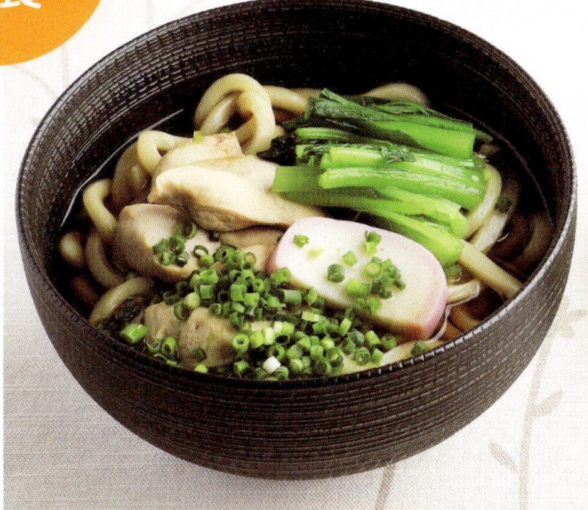
おかめうどん

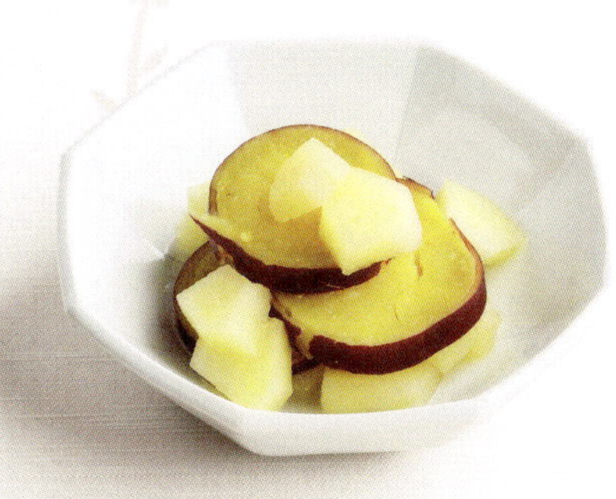
さつま芋のりんご煮

エネルギー	脂質	塩分
499kcal	2.0g	3.4g

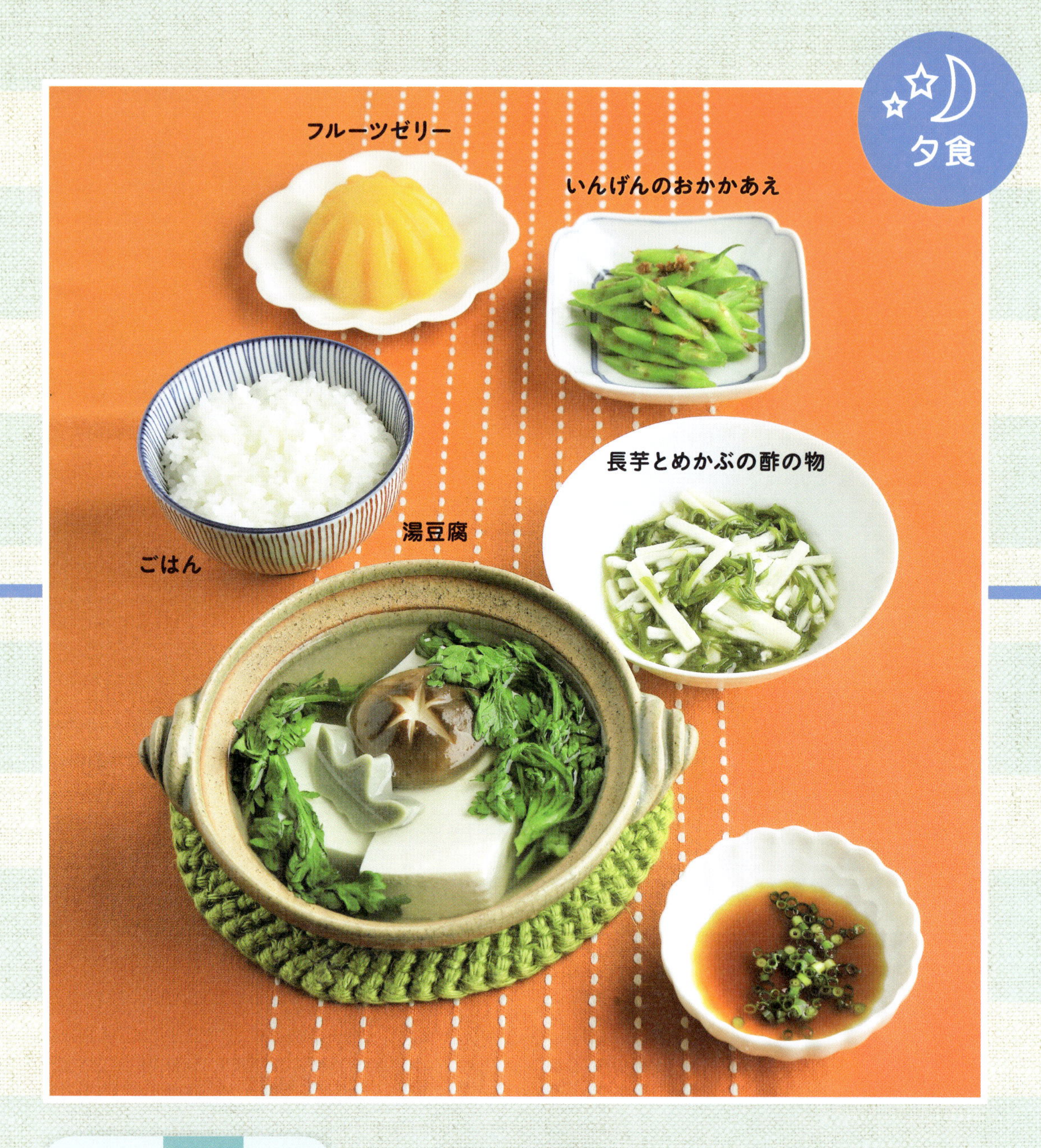
夕食
フルーツゼリー
いんげんのおかかあえ
長芋とめかぶの酢の物
湯豆腐
ごはん

エネルギー	脂質	塩分
441 kcal	4.2 g	1.5 g

一日合計

エネルギー	脂質	塩分
1338 kcal	8.9 g	7.6 g

長芋とめかぶの酢の物

材料（1人分）

長芋……35g
ⓐ酢……小さじ2(10g)
ⓐしょうゆ……小さじ1/3(2g)
ⓐカツオだし……小さじ2(10g)
めかぶ……30g

作り方

1 長芋は皮をむいて4cm長さに切り、細切りにする。
2 ボールにⓐを混ぜ合わせ、1とめかぶを加えてあえる。

エネルギー	脂質	塩分
30kcal	0.3g	0.4g

いんげんのおかかあえ

材料（1人分）

さやいんげん……6本(40g)
削りガツオ……1g
しょうゆ……小さじ1/3(2g)

作り方

1 さやいんげんはさっとゆで、水にさらして水けをきり、1本を2～3等分に斜め切りにする。
2 1を削りガツオとしょうゆであえる。

エネルギー	脂質	塩分
14kcal	0.1g	0.3g

湯豆腐

材料（1人分）

絹ごし豆腐……1/3丁(100g)
生しいたけ……1個(20g)
春菊……1/6束(30g)
生麩……10g
こんぶ……5cm角1枚(0.5g)
小ねぎ……1本(5g)
ⓐしょうゆ……小さじ1弱(5g)
ⓐかぼすの果汁……小さじ3/5(3g)
ⓐカツオだし……小さじ1弱(3g)

作り方

1 豆腐は食べやすい大きさに切る。しいたけは軸を除いて飾り包丁を入れ、春菊は5cm長さに切る。
2 なべにこんぶを敷き、豆腐、しいたけ、生麩を入れ、材料が浸るくらいの水を入れて火にかける。煮立ったら春菊を加え、ひと煮する。
3 ⓐを混ぜ合わせ、小口切りにした小ねぎとともに添える。

エネルギー	脂質	塩分
89kcal	3.3g	0.8g

フルーツゼリー

材料（1人分）

フルーツゼリー(市販品)……80g

エネルギー	脂質	塩分
56kcal	0g	0g

ごはん

材料（1人分）

ごはん……150g

エネルギー	脂質	塩分
252kcal	0.5g	0g

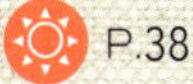
P.38

いちご

材料（1人分）

いちご……4個(60g)

エネルギー	脂質	塩分
20kcal	0.1g	0g

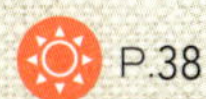
P.38

ごはん

材料（1人分）

ごはん……150g

エネルギー	脂質	塩分
252kcal	0.5g	0g

朝食

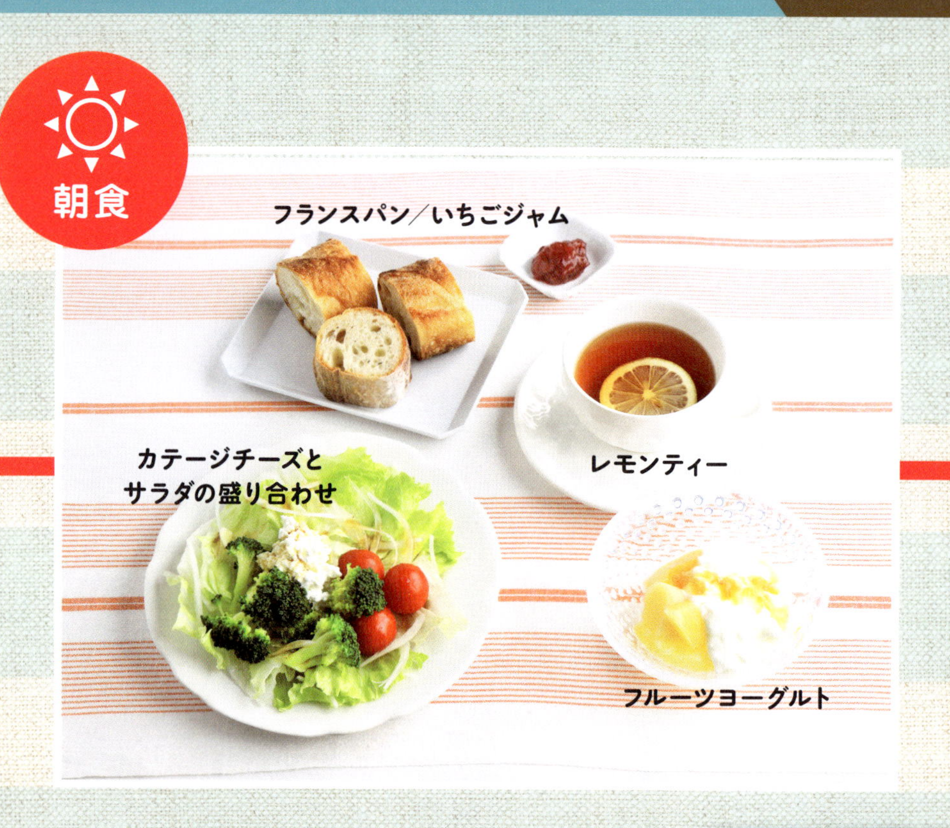
フランスパン／いちごジャム
カテージチーズと
サラダの盛り合わせ
レモンティー
フルーツヨーグルト

エネルギー 412 kcal | 脂質 2.5 g | 塩分 2.6 g

フルーツヨーグルト

材料（1人分）

- パイナップル（缶詰）……20g
- 桃（缶詰）……30g
- プレーンヨーグルト……50g
- はちみつ……小さじ1弱(5g)

作り方

1. パイナップル、桃は汁けをきって、食べやすい大きさに切る。
2. 器に1を盛り、ヨーグルト、はちみつをかける。

エネルギー 91kcal | 脂質 0.2g | 塩分 0.1g

カテージチーズとサラダの盛り合わせ

材料（1人分）

- カテージチーズ……25g
- レタス……1枚(30g)
- 玉ねぎ……1/9個(20g)
- ブロッコリー……1/6株(20g)
- ミニトマト……3個(30g)
- ノンオイルドレッシング（市販品）……12g

作り方

1. レタスは食べやすい大きさにちぎる。玉ねぎはせん切りにして水にさらし、水けをきる。
2. ブロッコリーは小房に分けてゆで、ざるにあげる。
3. 器に1、2、ミニトマト、カテージチーズを盛り、ドレッシングをかける。

エネルギー 62kcal | 脂質 1.3g | 塩分 1.2g

※フランスパン／いちごジャム、レモンティーの分量は45ページに記載

きゅうりとみょうがの即席漬け

材料（1人分）

- きゅうり……… 1/2本弱(40g)
- 塩……………ミニスプーン1/2弱(0.5g)
- みょうが……………… 1/3個(7g)
- しそ………………… 1/3枚(0.3g)

作り方

1. きゅうりは薄い輪切りにして、塩をもみ込み、汁けを絞る。
2. みょうがは薄い輪切りに、しそはせん切りにする。
3. 1と2をあえる。

エネルギー	脂質	塩分
7kcal	0g	0.5g

豚肉の照り焼き丼

材料（1人分）

- ごはん……………………150g
- 豚ヒレ肉…………………60g
- 小ねぎ……………… 1本(5g)
- キャベツ…………… 1/2枚(40g)
- ⓐ
  - しょうゆ……… 小さじ1 1/3(8g)
  - みりん……………小さじ1(6g)
  - 酒…………… 大さじ1/2強(8g)
  - 砂糖………… 大さじ1/2強(5g)

作り方

1. 小ねぎは小口切りにする。キャベツはせん切りにして水にさらし、水けをきる。
2. 豚ヒレ肉は厚みを3等分に切る。
3. フライパンで2を焼き、火が通ったらとり出す。
4. 同じフライパンでⓐを煮立て、3を加えて煮汁が少なくなるまで煮る。
5. どんぶりにごはん、キャベツ、4を盛り、小ねぎを散らす。

エネルギー	脂質	塩分
380kcal	1.7g	1.2g

昼食

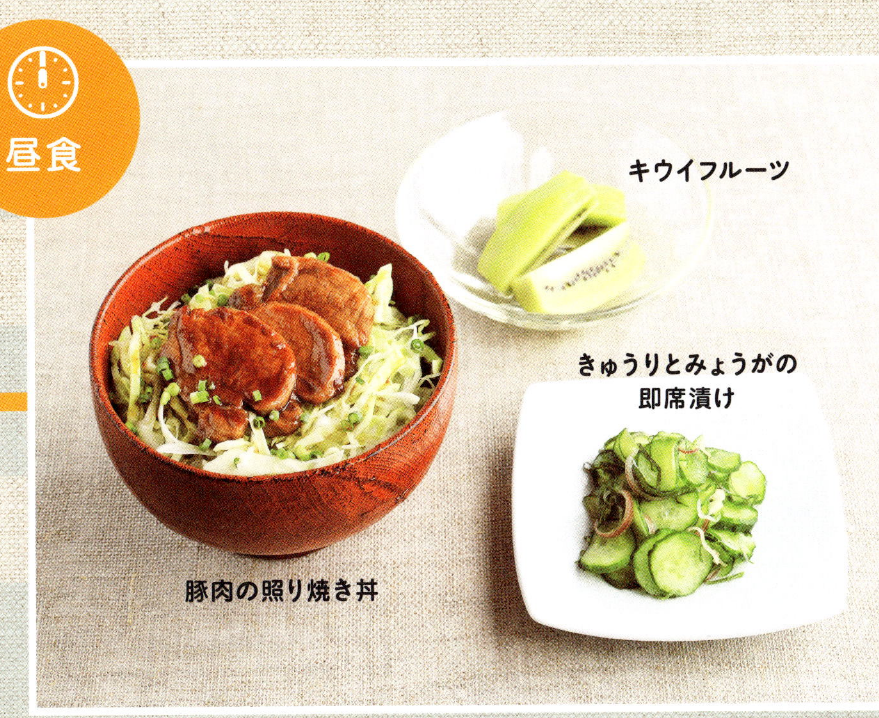

キウイフルーツ

きゅうりとみょうがの即席漬け

豚肉の照り焼き丼

エネルギー	脂質	塩分
427 kcal	1.8 g	1.7 g

※キウイフルーツの分量は45ページに記載

夕食

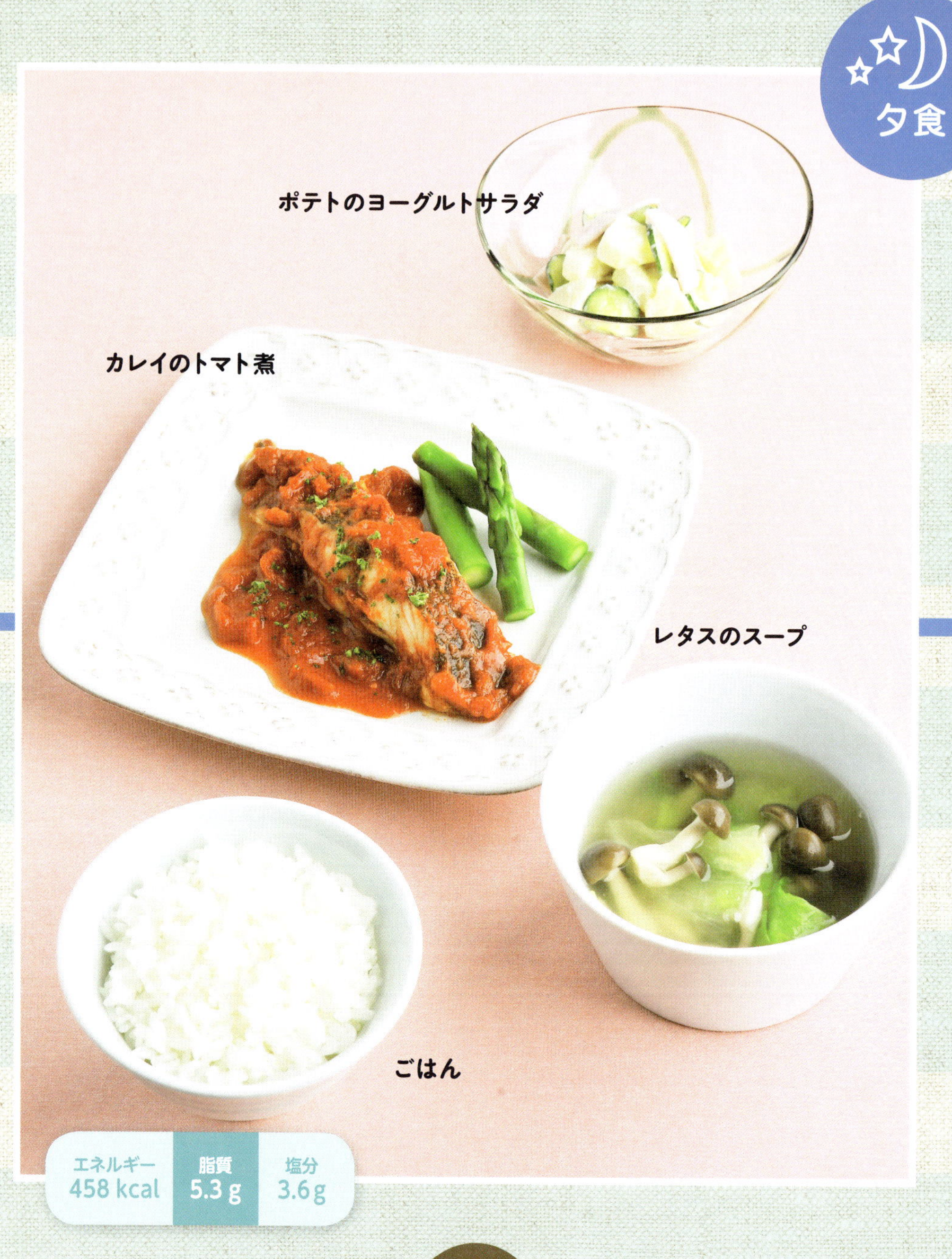
ポテトのヨーグルトサラダ
カレイのトマト煮
レタスのスープ
ごはん

エネルギー	脂質	塩分
458 kcal	5.3 g	3.6 g

一日合計

エネルギー	脂質	塩分
1297 kcal	9.6 g	7.9 g

レタスのスープ

材料（1人分）

レタス……1枚(40g)
しめじ……1/3パック(30g)
┌固形コンソメ……2g
└水……3/4カップ(150mℓ)
塩……ミニスプーン1/2弱(0.5g)
こしょう……少量

作り方

1 レタスは一口大に切る。しめじは石づきを除いて小房に分ける。
2 なべにコンソメ、水を入れ、煮立ったら1を加えてひと煮し、塩とこしょうで調味する。

エネルギー	脂質	塩分
16kcal	0.3g	1.4g

ごはん

材料（1人分）

ごはん……150g

エネルギー	脂質	塩分
252kcal	0.5g	0g

ポテトのヨーグルトサラダ

材料（1人分）

じゃが芋……1/3個(50g)
ボンレスハム……5g
┌きゅうり……1/5本(20g)
└塩……ミニスプーン1/6(0.2g)
┌マヨネーズ……小さじ1/2(2g)
a プレーンヨーグルト……10g
└レモン汁……小さじ1/2弱(2g)

作り方

1 じゃが芋は皮をむき、7㎜幅のいちょう切りにする。ハムは半分に切り、1㎝幅に切る。きゅうりは輪切りにして塩をもみ込み、水けを軽く絞る。
2 なべでじゃが芋をゆでる。ゆであがったら湯を捨て、なべを揺らしながら粉吹きにし、水分をとばす。
3 じゃが芋がさめたら、ハム、きゅうり、aを加えてあえる。

エネルギー	脂質	塩分
68kcal	1.8g	0.4g

カレイのトマト煮

材料（1人分）

マガレイ……1切れ(80g)
ホールトマト（缶詰）……80g
にんにく……1g
アスパラガス……1本(15g)
オリーブ油……1.5g
白ワイン……大さじ1(15mℓ)
塩……ミニスプーン1弱(1g)
こしょう……少量
パセリのみじん切り……少量

作り方

1 にんにくはみじん切りにする。
2 フライパンにオリーブ油、1を入れて中火にかける。香りが立ったら、カレイ、白ワイン、ホールトマトを入れて、5分ほど煮て、塩とこしょうで調味する。
3 器に盛り、ゆでて3等分に切ったアスパラガスを添え、パセリを散らす。

エネルギー	脂質	塩分
122kcal	2.7g	1.8g

P.43

キウイフルーツ

材料（1人分）

キウイフルーツ……1個(75g)

エネルギー	脂質	塩分
40kcal	0.1g	0g

P.42

レモンティー

材料（1人分）

紅茶……3/4カップ(150mℓ)
レモンの薄切り……6g

作り方

1 紅茶をいれ、レモンの薄切りを浮かべる。

エネルギー	脂質	塩分
5kcal	0g	0g

P.42

フランスパン／いちごジャム

材料（1人分）

フランスパン……80g
いちごジャム……小さじ2弱(12g)

エネルギー	脂質	塩分
254kcal	1.0g	1.3g

夕食の主菜

タラは脂質もエネルギーも低く、おすすめの魚。
ホイル焼きで野菜のうま味も閉じ込めて。

タラのホイル焼き

エネルギー	脂質	塩分
106 kcal	2.0g	0.6g

材料（1人分）

- タラ……1切れ弱(80g)
- 塩……ミニスプーン1/4(0.3g)
- 酒……小さじ3/5(3g)
- 玉ねぎ……1/4個(40g)
- アスパラガス……1 1/3本(20g)
- 生しいたけ……1個(15g)
- 有塩バター……小さじ1/2(2g)
- レモン……1/8個(8g)

作り方

1 タラに塩、酒をふる。
2 玉ねぎは薄切りに、アスパラは3～4㎝長さに切る。しいたけは石づきを除き、半分に切る。
3 アルミホイルに室温に戻したバターを薄く引き、**1**、**2**を順にのせて包む。
4 オーブントースターで7～8分焼く。
5 器に**4**を盛り、くし形切りのレモンを添える。

POINT

おすすめの白身魚

低脂質な白身魚として、タイ、ヒラメ、シタビラメがおすすめです。また、エビやホタテも低脂質です。

バンバンジー風

消化のよい鶏ささ身は、この時期の良質たんぱく質源としておすすめです。ほんのり甘いごまだれが食欲をそそります。

材料（1人分）

- 鶏ささ身……1本(60g)
- 酒……小さじ2/5(2g)
- 塩……ミニスプーン1/4(0.3g)
- きゅうり……2/5本(40g)
- トマト……1/4個(40g)
- 緑豆もやし……30g
- レタス……1/2枚(25g)
- しょうが……1g
- ねぎ……5g
- ⓐ いり白ごま……小さじ1(3g)
- ⓐ ごま油……小さじ1/4(1g)
- ⓐ 砂糖……小さじ2/3(2g)
- ⓐ 酢……小さじ4/5(4g)
- ⓐ しょうゆ……小さじ1弱(5g)

作り方

1 ささ身は酒と塩をふって耐熱容器に入れ、ラップをかけて、電子レンジで2分加熱する。あら熱がとれたら、手で裂く。

2 きゅうりは4cm長さのせん切りに、トマトはくし形に切る。

3 もやしはゆでて、ざるにあげ、水けをきる。

4 しょうがとねぎはみじん切りにし、ⓐと混ぜ合わせる。

5 レタスは食べやすい大きさに切り、水にさらし、水けをきる。

6 器に**5**を敷き、**1**、**2**、**3**を盛って**4**をかける。

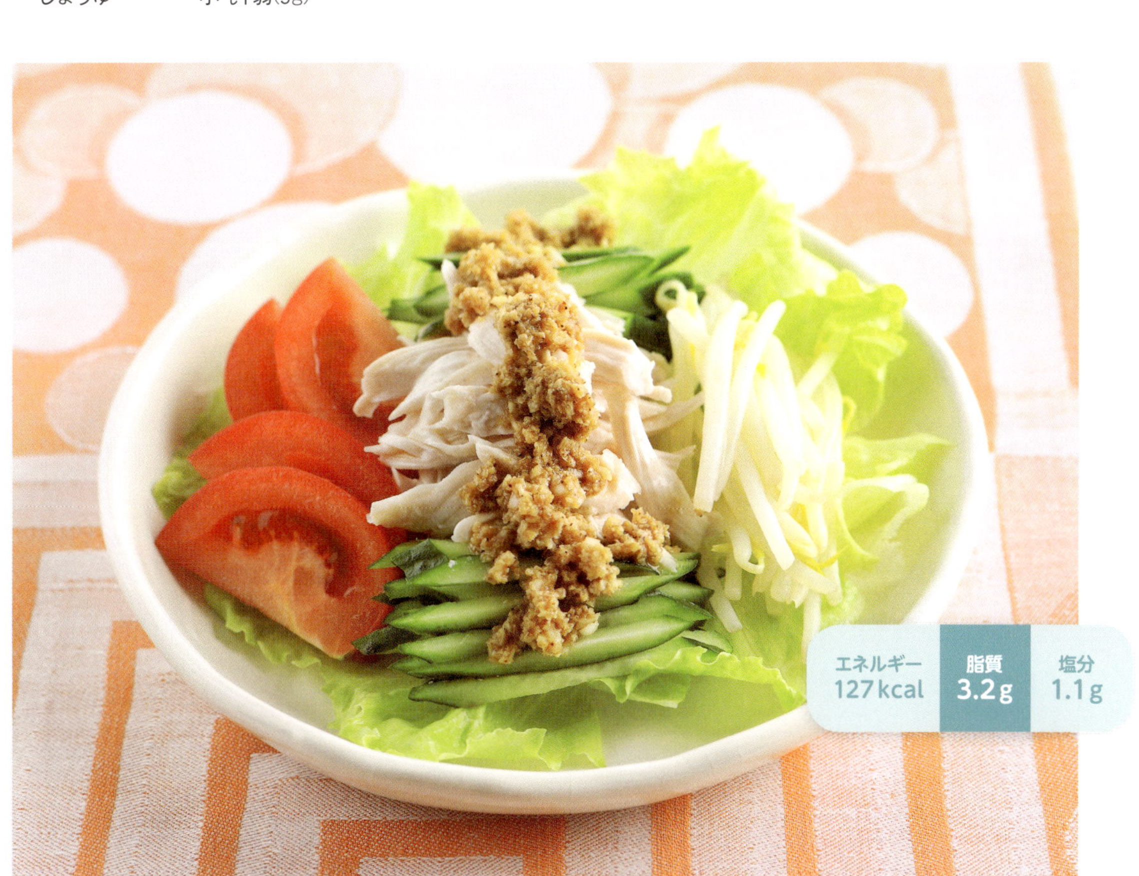

エネルギー	脂質	塩分
127kcal	3.2g	1.1g

絶食絶飲後の回復食

術前術後や、発作の痛みが治まってきたら、様子を見て
糖質を中心とした流動食で食事を進めていきましょう。

おもゆとは?

おもゆとは、おかゆの上澄みのこと。おかゆは米から作る方法とごはんで作る方法の2通りあります。また、米と水の割合で、三分(さんぶ)がゆ、五分(ごぶ)がゆ、七分(しちぶ)がゆ、全がゆがあり、回復期は薄い三分がゆから徐々に全がゆへ移行していきましょう。

米からおもゆを作る場合

作り方

1 米はといで、30分ほど浸水させる。
2 厚手のなべに米と分量の水を入れ、ふたをして中火にかける。沸騰したら弱火にし、ふたを少しずらし、混ぜないようにして40分ほど炊く。
3 火を消して、ふたをしたまま5分蒸らす。
4 おかゆの上澄みを濾(こ)し器で濾す。

米:水の割合(容量比)

	米	水
三分がゆ	1	20
五分がゆ	1	10
七分がゆ	1	7
全がゆ	1	5

ごはんからおもゆを作る場合

作り方

1 厚手のなべにごはんと分量の水を入れ、ふたをして中火にかける。沸騰したら弱火にし、ふたを少しずらし、混ぜないようにして20分ほど炊く。
2 火を消して、ふたをしたまま5分蒸らす。
3 おかゆの上澄みを濾し器で濾す。

ごはん:水の割合(容量比)

	ごはん	水
三分がゆ	1	5
五分がゆ	1	2.5
七分がゆ	1	1.25
全がゆ	1	1

エネルギー 130 kcal　脂質 1.5 g　塩分 0.3 g

おもゆ

材料（1人分）

おもゆ……150g
塩……少量

1 おもゆに塩をふりかける。

エネルギー	脂質	塩分
32kcal	0g	微量

牛乳くず湯

材料（1人分）

低脂肪牛乳……3/4カップ（150mℓ）
砂糖……小さじ1 3/5（5g）
かたくり粉……小さじ1（3g）
水……小さじ2（10g）

1 なべに牛乳、砂糖を入れ、火にかける。
2 煮立ったら弱火にし、水どきかたくり粉でとろみをつける。

エネルギー	脂質	塩分
98kcal	1.5g	0.3g

ゆかり風味おもゆ

材料（1人分）

おもゆ……150g
ゆかりふりかけ……少量

1 おもゆにゆかりふりかけをかける。

エネルギー	脂質	塩分
32kcal	0g	微量

りんごジュース

材料（1人分）

りんごジュース（ストレート）……3/4カップ（150mℓ）

エネルギー	脂質	塩分
66kcal	0.2g	0g

エネルギー 98 kcal　脂質 0.2 g　塩分 0g

脂質10g以下（1300kcal前後）制限の一日の献立組み合わせ例

自由に組みかえよう！

組み合わせ例1

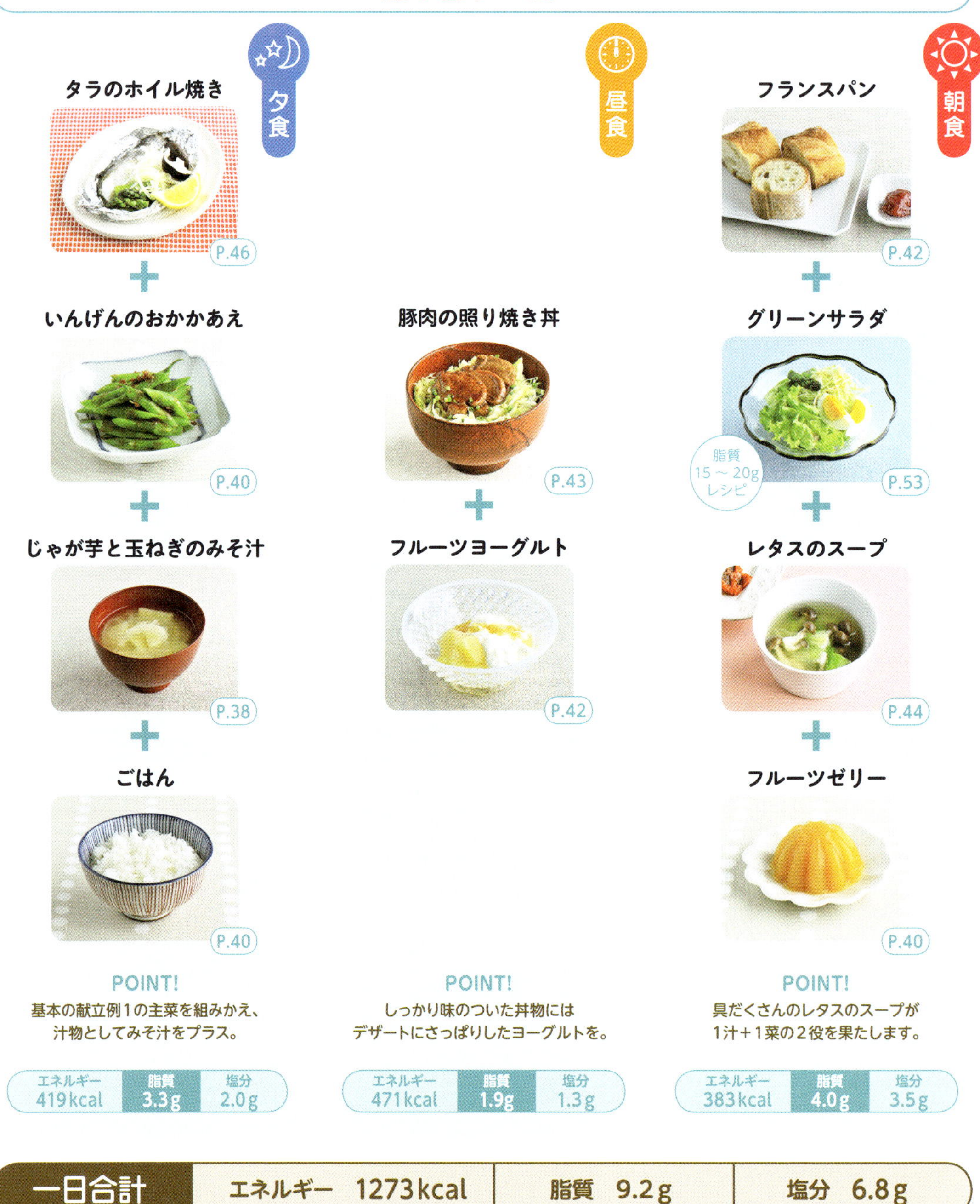
朝食
フランスパン
P.42
グリーンサラダ
脂質15～20gレシピ
P.53
レタスのスープ
P.44
フルーツゼリー
P.40
昼食
豚肉の照り焼き丼
P.43
フルーツヨーグルト
P.42
夕食
タラのホイル焼き
P.46
いんげんのおかかあえ
P.40
じゃが芋と玉ねぎのみそ汁
P.38
ごはん
P.40

朝食

POINT!
具だくさんのレタスのスープが1汁＋1菜の2役を果たします。

エネルギー	脂質	塩分
383kcal	4.0g	3.5g

昼食

POINT!
しっかり味のついた丼物にはデザートにさっぱりしたヨーグルトを。

エネルギー	脂質	塩分
471kcal	1.9g	1.3g

夕食

POINT!
基本の献立例1の主菜を組みかえ、汁物としてみそ汁をプラス。

エネルギー	脂質	塩分
419kcal	3.3g	2.0g

一日合計	エネルギー 1273kcal	脂質 9.2g	塩分 6.8g

一日の脂質が 10g 以下、総エネルギーが 1300kcal 前後になるように、脂質量とエネルギー量に気をつければ、ステップ 2 の「脂質 15 ～ 20g」のレシピをとり入れても OK です。

組み合わせ例2

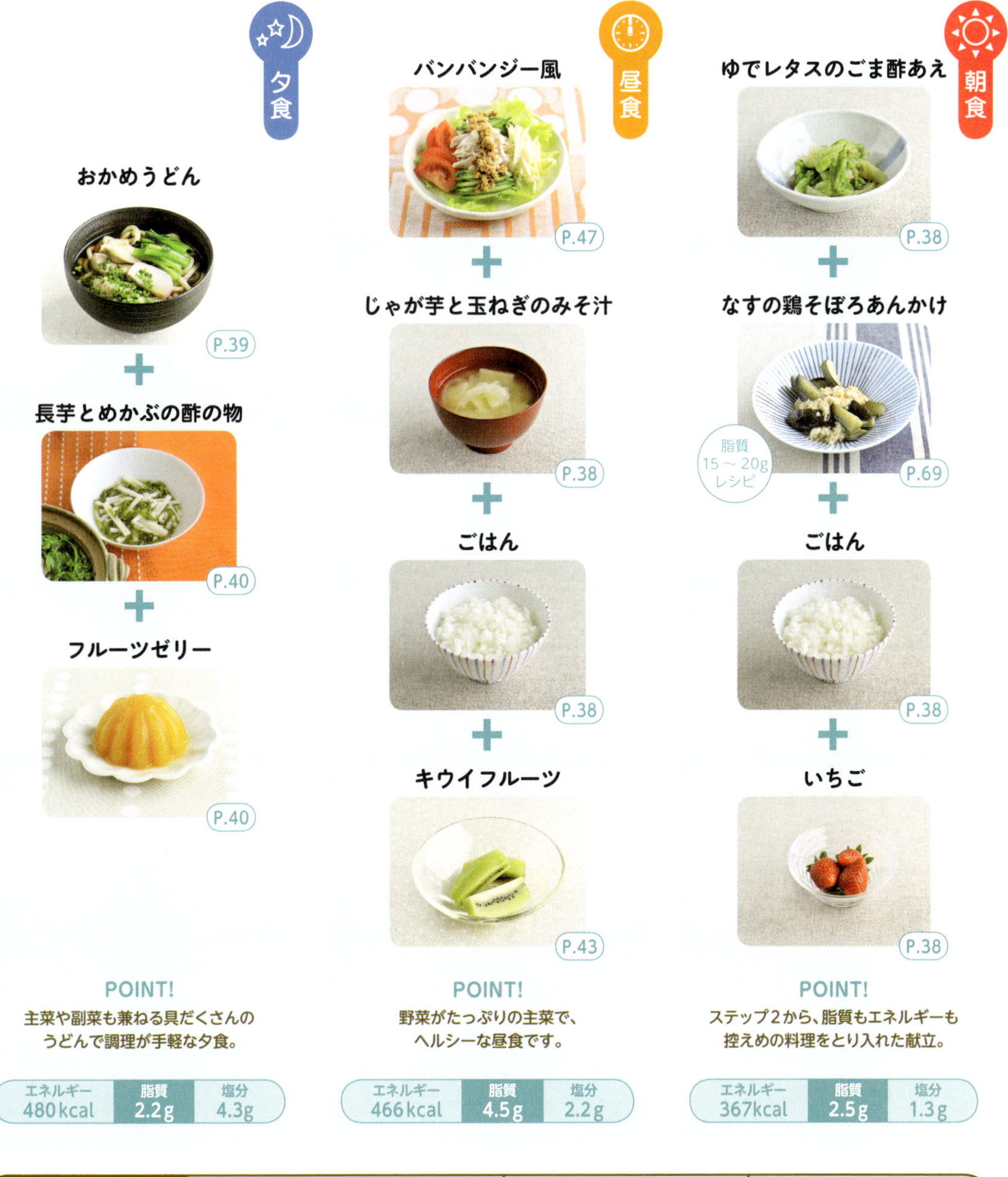
朝食
ゆでレタスのごま酢あえ
P.38
なすの鶏そぼろあんかけ
脂質 15～20g レシピ
P.69
ごはん
P.38
いちご
P.38
昼食
バンバンジー風
P.47
じゃが芋と玉ねぎのみそ汁
P.38
ごはん
P.38
キウイフルーツ
P.43
夕食
おかめうどん
P.39
長芋とめかぶの酢の物
P.40
フルーツゼリー
P.40

朝食

POINT!
ステップ2から、脂質もエネルギーも控えめの料理をとり入れた献立。

エネルギー	脂質	塩分
367kcal	2.5g	1.3g

昼食

POINT!
野菜がたっぷりの主菜で、ヘルシーな昼食です。

エネルギー	脂質	塩分
466kcal	4.5g	2.2g

夕食

POINT!
主菜や副菜も兼ねる具だくさんのうどんで調理が手軽な夕食。

エネルギー	脂質	塩分
480kcal	2.2g	4.3g

一日合計	エネルギー 1313kcal	脂質 9.2g	塩分 7.8g

脂質 15～20g 制限

STEP 2

1500kcal

- 急性膵炎 安定期1
- 慢性膵炎 急性増悪期
- 急性胆のう炎 回復期
- 胆石 回復期

STEP2の段階になると、脂質の制限も少しゆるやかになりますが、脂質15～20gは通常の食事の脂質量の1/3ほど。油断してとりすぎないようにしましょう。間食にも気をつけてください。

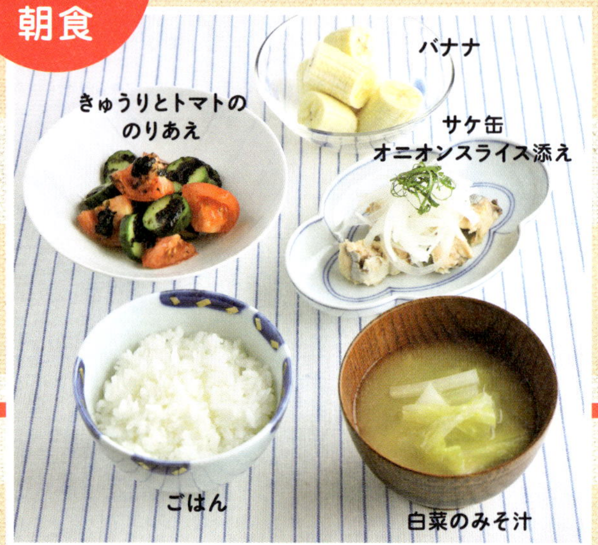

エネルギー	脂質	塩分
455 kcal	4.9 g	2.0 g

白菜のみそ汁

材料（1人分）

- 白菜……1/5枚(30g)
- 煮干しだし……3/4ｶｯﾌﾟ(150㎖)
- みそ……小さじ1 1/3(8g)

作り方

1. 白菜は1㎝幅の細切りにする。
2. なべにだしと1を入れて火にかける。煮立ったら火を消し、みそをとき入れる。

エネルギー	脂質	塩分
21kcal	0.7g	1.1g

きゅうりとトマトののりあえ

材料（1人分）

- きゅうり……2/5本(40g)
- トマト……1/4個(50g)
- 焼きのり……全型1/3枚(1g)
- 酢……小さじ1(5g)
- 塩……ミニスプーン1/6(0.2g)

作り方

1. きゅうりは輪切りにする。トマトはへたを除いて2㎝角に切る。焼きのりは手でもんで小さくする。
2. 1を酢と塩であえる。

エネルギー	脂質	塩分
18kcal	0.1g	0.2g

サケ缶オニオンスライス添え

材料（1人分）

- サケ水煮缶詰め……40g
- 玉ねぎ……1/9個(20g)
- しそ……1枚(1g)
- しょうゆ……小さじ1/2(3g)

作り方

1. サケ缶は汁けをきる。
2. 玉ねぎは薄切りにし、水にさらして、水けをきる。しそはせん切りにする。
3. 器に1、2を盛り、しょうゆをかける。

エネルギー	脂質	塩分
78kcal	3.4g	0.7g

※ごはん、バナナの分量は55ページに記載

グリーンサラダ

材料（1人分）

- ゆで卵……1/2個(25g)
- リーフレタス……1/2枚(20g)
- キャベツ……中1/4枚(20g)
- アスパラガス……1本(15g)
- ノンオイルドレッシング（市販品）……10g

作り方

1. ゆで卵を2つに切る。
2. リーフレタスは食べやすい大きさに切る。キャベツはせん切りにし、リーフレタスとともに水にさらし、水けをきる。
3. アスパラガスはゆでて、5cm長さに切る。
4. 器に**1**、**2**、**3**を盛り、ドレッシングをかける。

エネルギー	脂質	塩分
57kcal	2.7g	0.8g

ポテトのミルク煮

材料（1人分）

- じゃが芋……1/2個(60g)
- ボンレスハム……7g
- 玉ねぎ……1/6個(30g)
- しめじ……1/4パック(25g)
- ブロッコリー……20g
- 水……1/2カップ(100mℓ)
- 固形コンソメ……2g
- 低脂肪牛乳……1/3カップ弱(60mℓ)
- 塩……ミニスプーン2/3(0.8g)
- こしょう……少量

作り方

1. じゃが芋は皮をむき、1.5cm角に切り、水にさらして、水けをきる。
2. ハム、玉ねぎは1.5cm角に切る。
3. しめじ、ブロッコリーは小房に分ける。
4. なべに水、じゃが芋、玉ねぎを入れて火にかける。煮立ったら、ハム、**3**、コンソメを加えて煮る。
5. 野菜に火が通ったら、牛乳を加えて、塩とこしょうで調味する。

エネルギー	脂質	塩分
109kcal	1.3g	2.0g

昼食

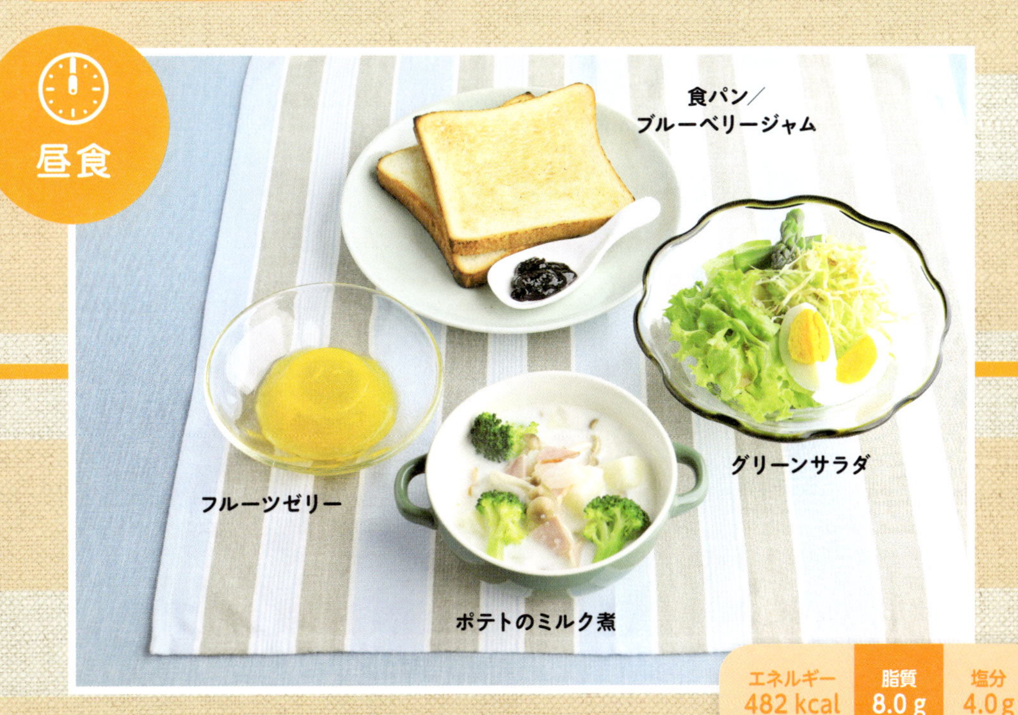

食パン／ブルーベリージャム

グリーンサラダ

フルーツゼリー

ポテトのミルク煮

エネルギー	脂質	塩分
482 kcal	8.0 g	4.0 g

※食パン／ブルーベリージャム、フルーツゼリーの分量は55ページに記載

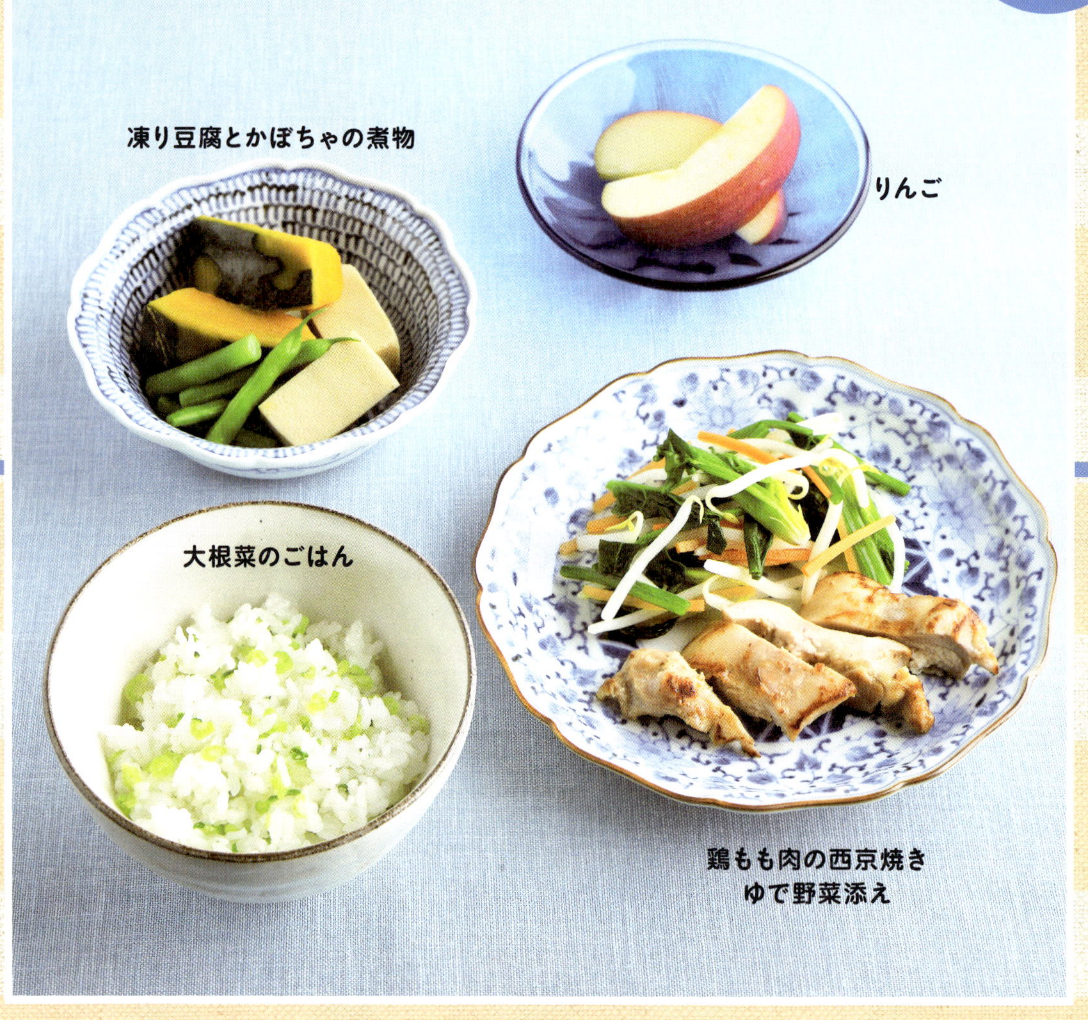

エネルギー	脂質	塩分
530 kcal	6.2 g	1.7 g

一日合計

エネルギー	脂質	塩分
1467 kcal	19.1 g	7.7 g

大根菜のごはん

材料（1人分）

ごはん……150g
大根の茎……10g
しょうが……薄切り1/2枚(1g)
塩……ミニスプーン1/2弱(0.5g)

作り方

1 大根の茎、しょうがはみじん切りにし、塩をする。
2 1の水けを軽く絞って、ごはんに混ぜる。

エネルギー	脂質	塩分
255kcal	0.5g	0.5g

りんご

材料（1人分）

りんご……75g

エネルギー	脂質	塩分
41kcal	0.1g	0g

凍り豆腐とかぼちゃの煮物

材料（1人分）

凍り豆腐……1/3枚(5g)
西洋かぼちゃ……80g
さやいんげん……2本(15g)
カツオだし……3/5カップ(120mℓ)
砂糖……小さじ1 1/3(4g)
しょうゆ……小さじ2/3(4g)

作り方

1 凍り豆腐はぬるま湯でもどす。水けを絞り、2つに切る。
2 かぼちゃは3㎝幅のくし形に切り、ところどころ皮をむき、面とりをする。
3 さやいんげんは筋を除いてゆでて、ざるにあげ、長さを半分に切る。
4 なべにだし、1、2、砂糖、しょうゆを入れて、かぼちゃに火が通るまで煮る。
5 器に盛り、3を添える。

エネルギー	脂質	塩分
125kcal	2.0g	0.8g

鶏もも肉の西京焼き ゆで野菜添え

材料（1人分）

鶏もも肉（皮なし）……1/4枚(60g)
白みそ……小さじ2/3(4g)
砂糖……小さじ2/3(2g)
酒……小さじ2/5(2g)
サラダ油……小さじ1/4(1g)
にんじん……5g
ほうれん草……1 1/2株(30g)
緑豆もやし……1/6袋(30g)

作り方

1 白みそ、砂糖、酒を合わせ、鶏肉を2～3時間つける。
2 フライパンに油を熱し、1を入れる。両面に焼き色をつけ、ふたをして中まで火を通す。
3 にんじんは4㎝長さのせん切りにする。ほうれん草は4㎝長さに切る。
4 にんじん、ほうれん草、もやしの順にゆで、ざるにあげる。
5 2を食べやすい大きさに切って皿に盛り、4を添える。

エネルギー	脂質	塩分
109kcal	3.6g	0.4g

P.53

フルーツゼリー

材料（1人分）

フルーツゼリー（市販品）……80g

エネルギー	脂質	塩分
56kcal	0g	0g

P.53

食パン

材料（1人分）

食パン……8枚切り2枚(90g)
ブルーベリージャム……12g

エネルギー	脂質	塩分
260kcal	4.0g	1.2g

P.52 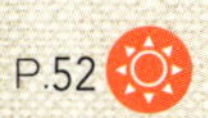

バナナ

材料（1人分）

バナナ……1本(100g)

エネルギー	脂質	塩分
86kcal	0.2g	0g

P.52 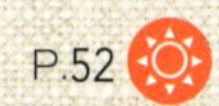

ごはん

材料（1人分）

ごはん……150g

エネルギー	脂質	塩分
252kcal	0.5g	0g

脂質をおさえた

朝食の主菜

良質なたんぱく質源の卵と凍り豆腐。
えのきとさやえんどうの歯ごたえも楽しんで。

凍り豆腐の卵とじ

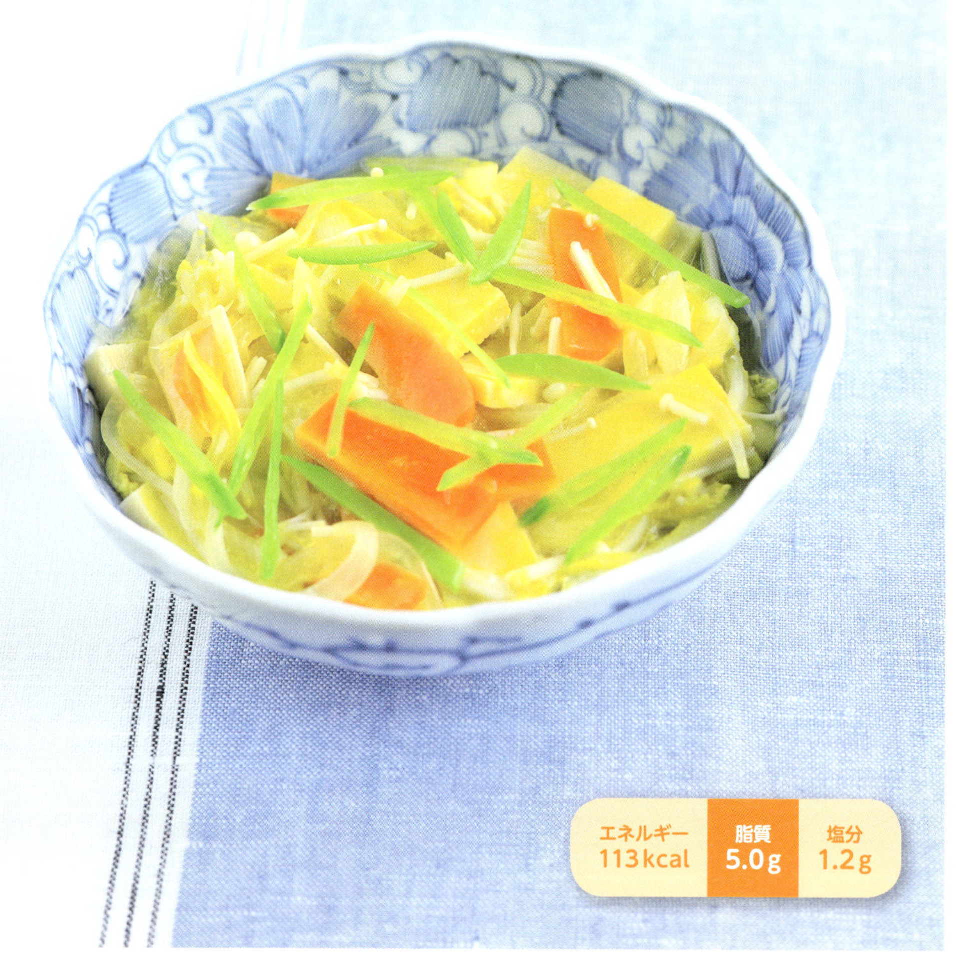

エネルギー	脂質	塩分
113kcal	5.0g	1.2g

材料（1人分）

凍り豆腐……1/2枚強(7g)
玉ねぎ……1/4個(40g)
にんじん……10g
えのきたけ……1/8袋(10g)
さやえんどう……2枚(6g)
卵……1/2個(25g)
カツオだし……1/4カップ(50mℓ)
ⓐ┌砂糖……小さじ1(3g)
　└しょうゆ……小さじ1/2(3g)

作り方

1 凍り豆腐はぬるま湯でもどし、水けを絞り、短冊切りにする。
2 玉ねぎは薄切りに、にんじんは3～4cm長さの短冊切りにする。
3 えのきたけは石づきを除いて3～4cm長さに切り、ほぐす。
4 さやえんどうはゆでて、せん切りにする。
5 なべにだしを温め、ⓐ、1、2、3を入れて、火が通るまで煮る。
6 卵をといて5に加え、ふたをして火を消し、余熱で火を通す。
7 器に盛り、4を散らす。

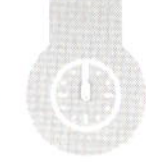
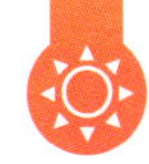

ツナのコールスローサラダ

マヨネーズが恋しくなったら、
低脂質のヨーグルトドレッシングで対応！

材料（1人分）

ツナ水煮缶詰め……… 1/2缶(40g)

- キャベツ…………… 中1枚(80g)
- にんじん……………………… 10g
- 塩…………………… ミニスプーン1/4(0.3g)

ⓐ
- プレーンヨーグルト（無脂肪）…………………………… 18g
- サラダ油…………… 小さじ3/4(3g)
- 酢…………………… 小さじ1 1/5(6g)

ミニトマト………………… 3個(30g)

作り方

1 ツナ缶は、汁けをきる。
2 キャベツとにんじんはせん切りにし、塩をふる。しんなりとなったら、水けを絞る。
3 ⓐを混ぜ合わせ、1と2をあえる。
4 器に盛り、ミニトマトを添える。

POINT

ヨーグルトを選ぶ際の注意点

調理に使うヨーグルトは無脂肪タイプを選びましょう。パッケージの栄養成分表示の「脂質」を確認しましょう。

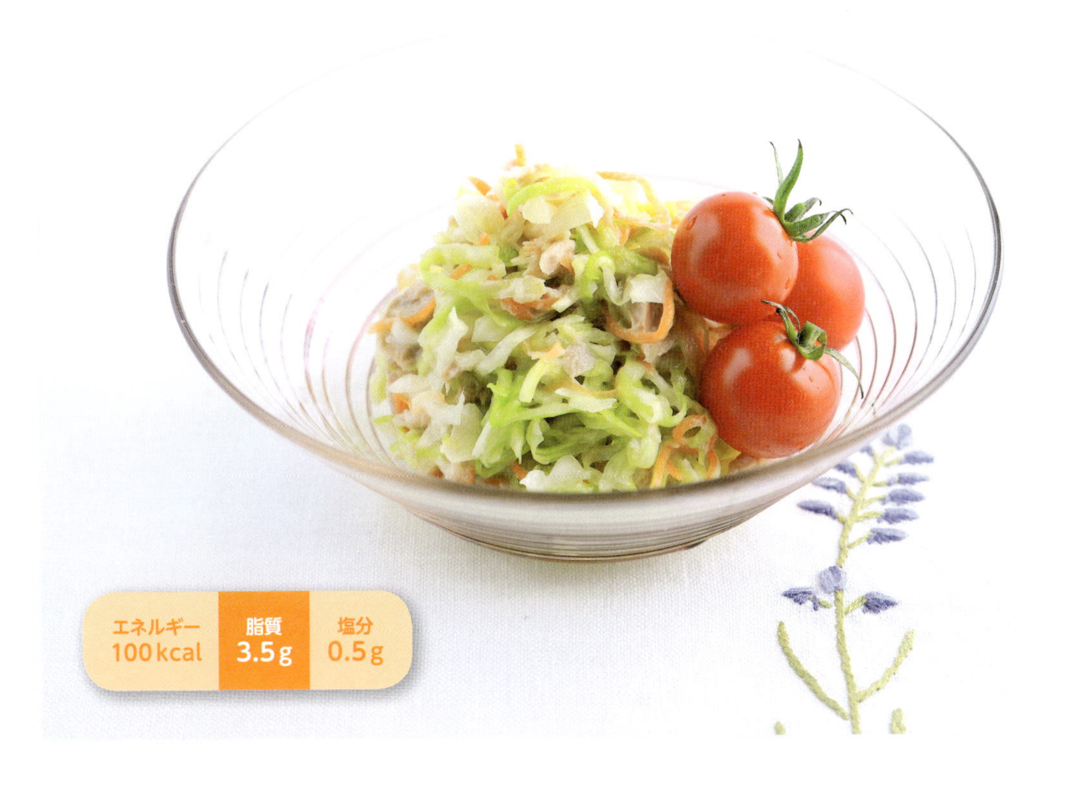

エネルギー	脂質	塩分
100kcal	3.5g	0.5g

脂質制限 15～20g

急性膵炎（安定期1）・慢性膵炎（急性増悪期）・急性胆のう炎（回復期）・胆石（回復期）

朝食

脂質をおさえた

昼食

みょうがの風味がアクセント。
しっかりおなかが満足するお茶づけです。

タイ茶づけ

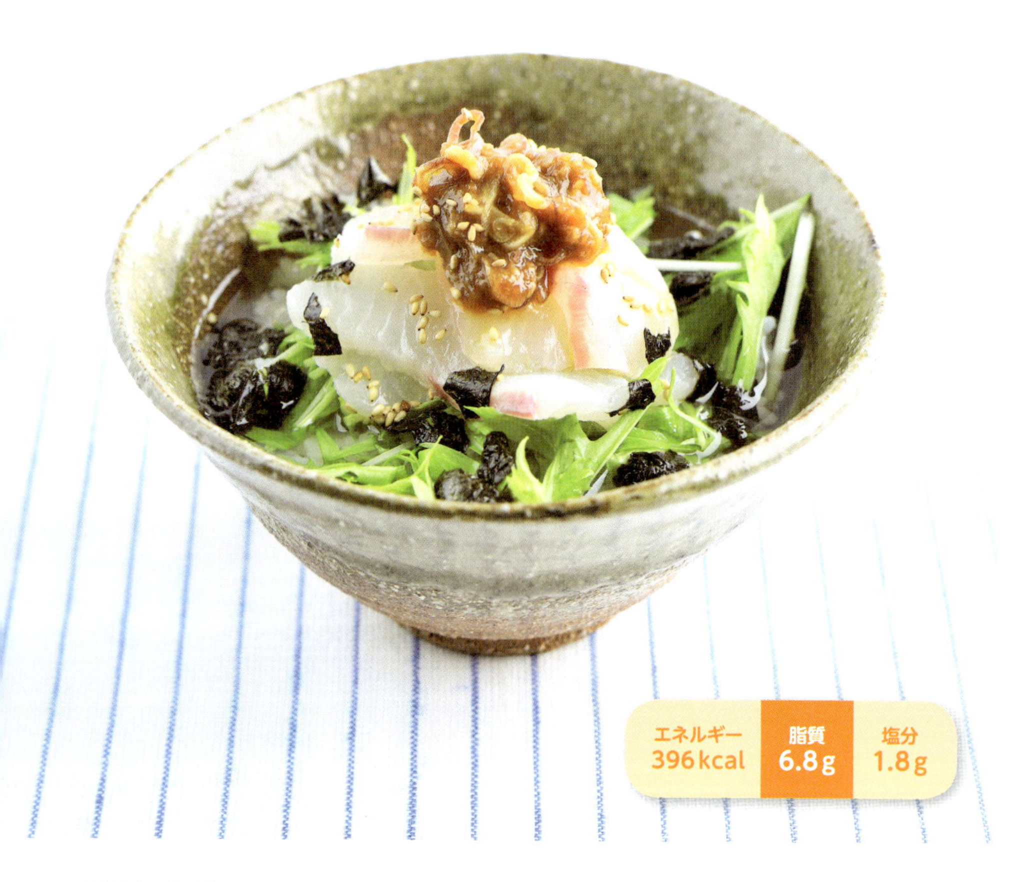

エネルギー	脂質	塩分
396 kcal	6.8 g	1.8 g

材料（1人分）

ごはん……150g
タイ（刺し身）……50g
水菜……30g
みょうが……1/3個（7g）
小ねぎ……2本（10g）
ⓐ みそ……小さじ1 1/3（8g）
ⓐ しょうゆ……小さじ2/3（4g）
ⓐ 砂糖……小さじ1（3g）
いり白ごま……小さじ1/6（0.5g）
焼きのり……1/6枚（0.5g）
カツオだし……1/2カップ強（110mℓ）

作り方

1 水菜は3～4㎝長さに切る。
2 みょうがとねぎは小口切りにし、ⓐと混ぜ合わせる。
3 茶わんにごはんを盛り、上に1、タイ、2を盛る。
4 温めただしをかけ、ごま、手でちぎったのりを散らす。

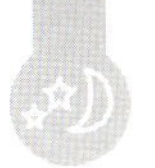

マグロの山かけ

マグロはDHAをはじめ、ビタミンD、Eなど栄養豊富。
脂質の多いトロではなく赤身を選んで。

材料（1人分）

- ごはん……150g
- マグロ赤身（ぶつ切り）……60g
- 長芋……30g
- しそ……1枚(1g)
- うずらの卵……1個(10g)
- 焼きのり……1/3枚(1g)
- いり白ごま……小さじ1/3(1g)
- しょうゆ……小さじ1(6g)

作り方

1. しそは縦半分に切る。
2. 長芋は皮をむいて、すりおろす。
3. 茶わんにごはんを盛り、しそ、マグロの順に盛り、**2**をかける。うずらの卵を割り入れ、ちぎった焼きのりとごまを散らし、しょうゆをかける。

POINT

マグロは赤身を選びましょう

マグロは部位によって脂質量が大きく異なります。脂質制限中は低脂質、低エネルギー、高たんぱく質の赤身を選びましょう。

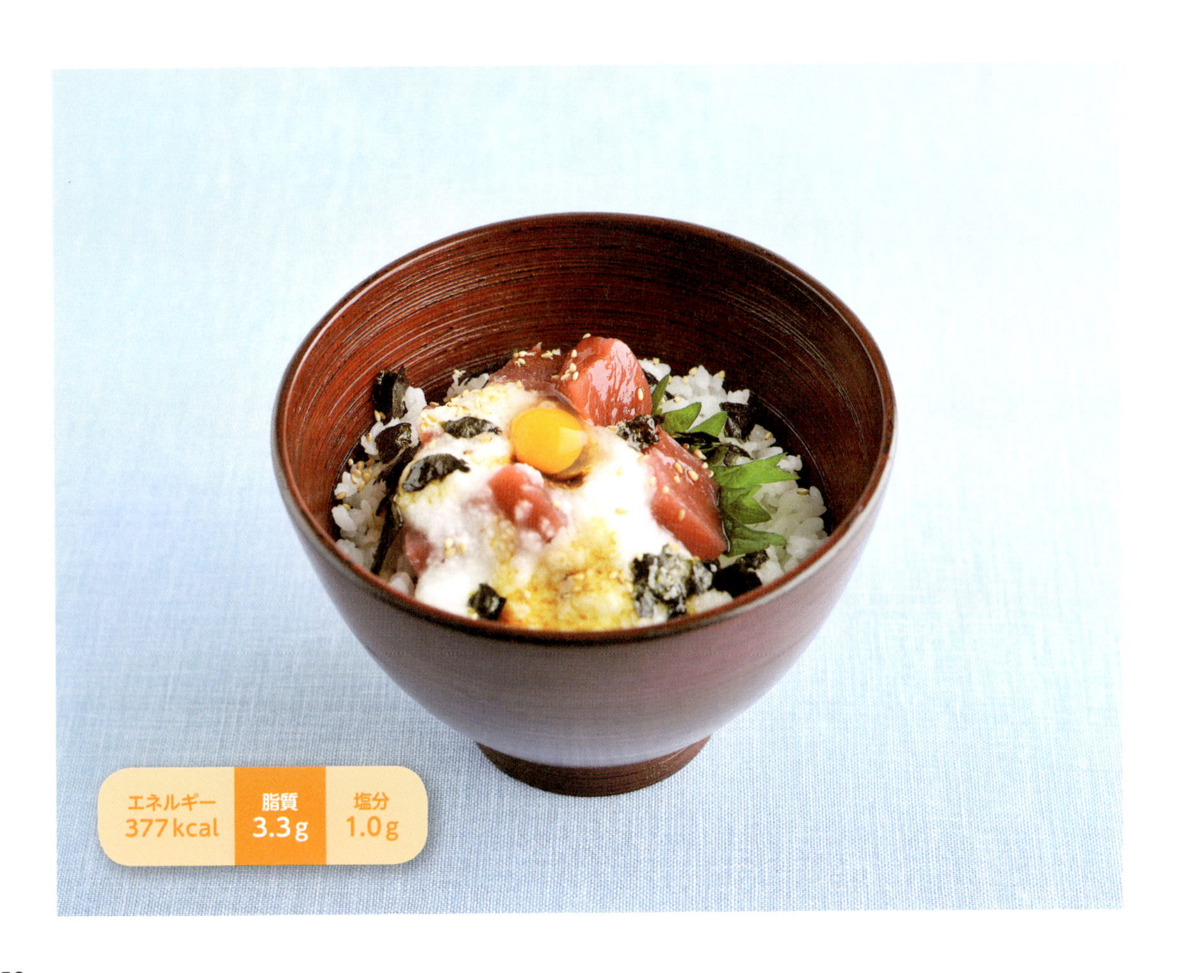

エネルギー	脂質	塩分
377kcal	3.3g	1.0g

脂質をおさえた

昼食

手軽にたんぱく質をとりたいときに。
納豆のねばねばがクセになる一杯です。

納豆そば

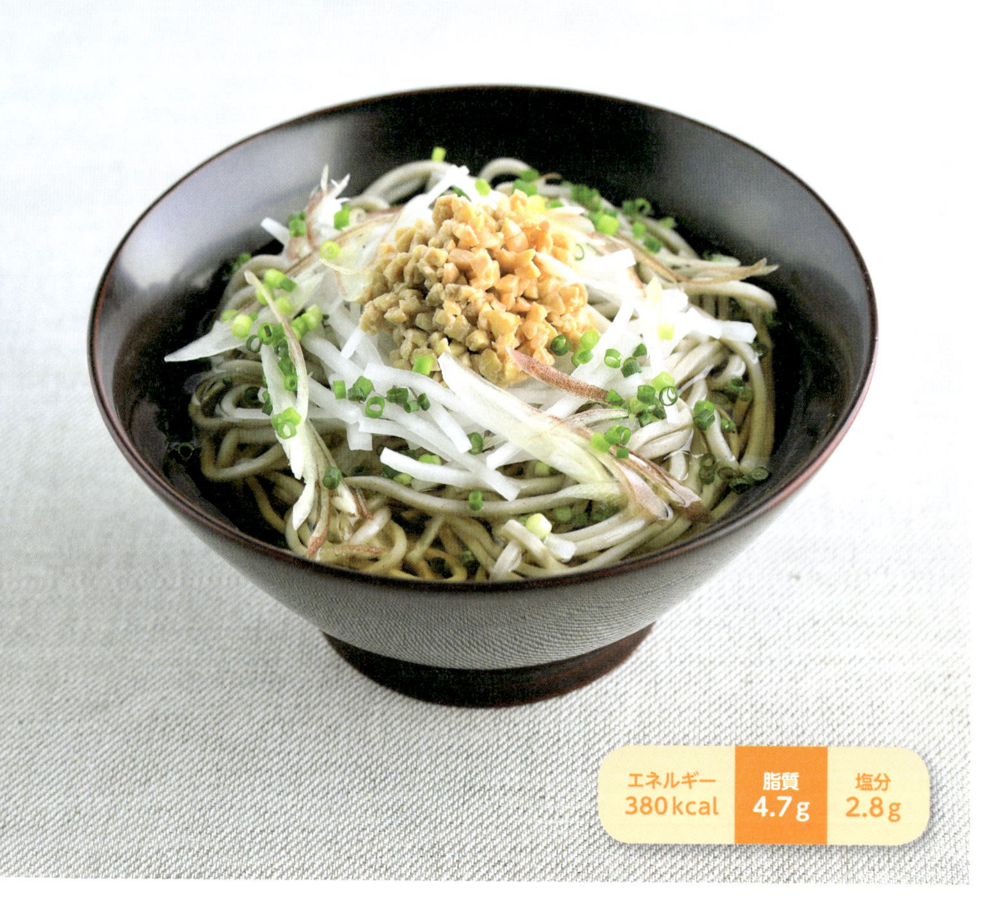

エネルギー	脂質	塩分
380kcal	4.7g	2.8g

材料（1人分）

ゆでそば……200g
ひき割り納豆……1/2パック(25g)
大根……1cm(40g)
小ねぎ……3/5本(3g)
みょうが……1/3本(7g)
ⓐ
- カツオだし……3/4カップ(150mℓ)
- 酒……小さじ1(5g)
- みりん……小さじ2 1/2(15g)
- しょうゆ……小さじ3(18g)

作り方

1 大根は4cm長さのせん切りにし、水にさらし水けをきる。
2 小ねぎは小口切りに、みょうがは縦半分に切り、縦にせん切りにする。
3 ⓐをなべに入れて煮立てる。
4 そばは湯通しし、湯をきって器に入れる。
5 **4**に**3**をかけ、**1**、納豆を盛り、**2**を散らす。

にんじんとささ身のサンドイッチ

ささ身とシャキシャキにんじんたっぷりのボリュームサンド！

材料（1人分）

- 食パン……10枚切り2枚(72g)
- 鶏ささ身……小1本(40g)
- 酒……小さじ3/5(3g)
- 塩……少量
- にんじん……80g
- 塩……ミニスプーン5/6(1g)
- ⓐ 酢……小さじ3/5(3g)
- ⓐ オリーブ油……小さじ1/2(2g)
- レタス……3/4枚(30g)
- きゅうりのピクルス……20g

作り方

1 ささ身は酒と塩をふって耐熱容器に入れ、ラップをかけて電子レンジで2分ほど加熱する。あら熱をとってから細く裂く。

2 にんじんは4㎝長さのせん切りにし、塩でもむ。しんなりとなったら、水けを軽く絞り、ⓐとあえる。

3 レタスは食べやすい大きさに切り、水にさらして水けをきる。

4 食パンに**1**、**2**、**3**をはさみ、半分に切る。

5 皿に盛り、ピクルスを添える。

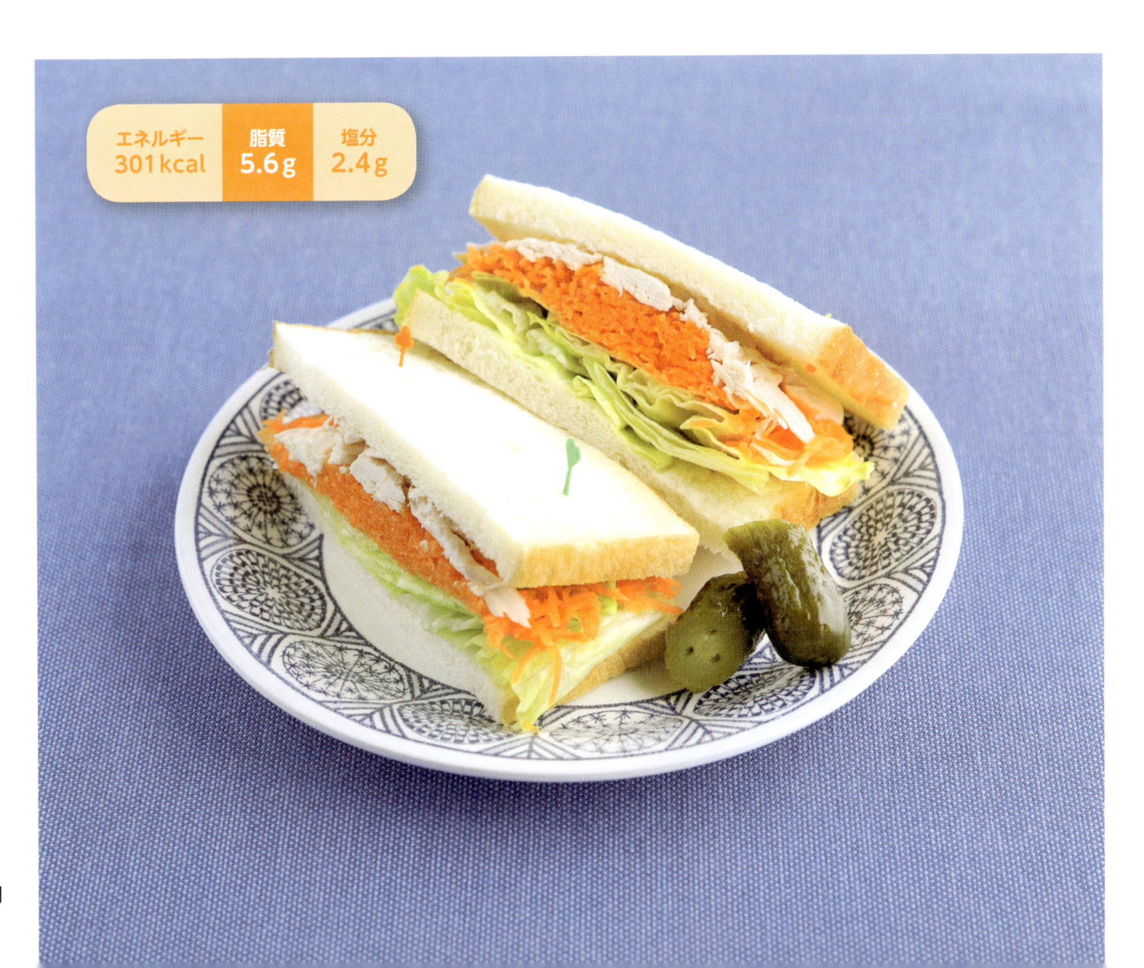

脂質をおさえた

夕食の主菜

ホタテは低脂質で、貝類の中では消化のよい食材。
クリームがとろりとからんで、体が温まる一品。

ホタテと青梗菜のクリーム煮

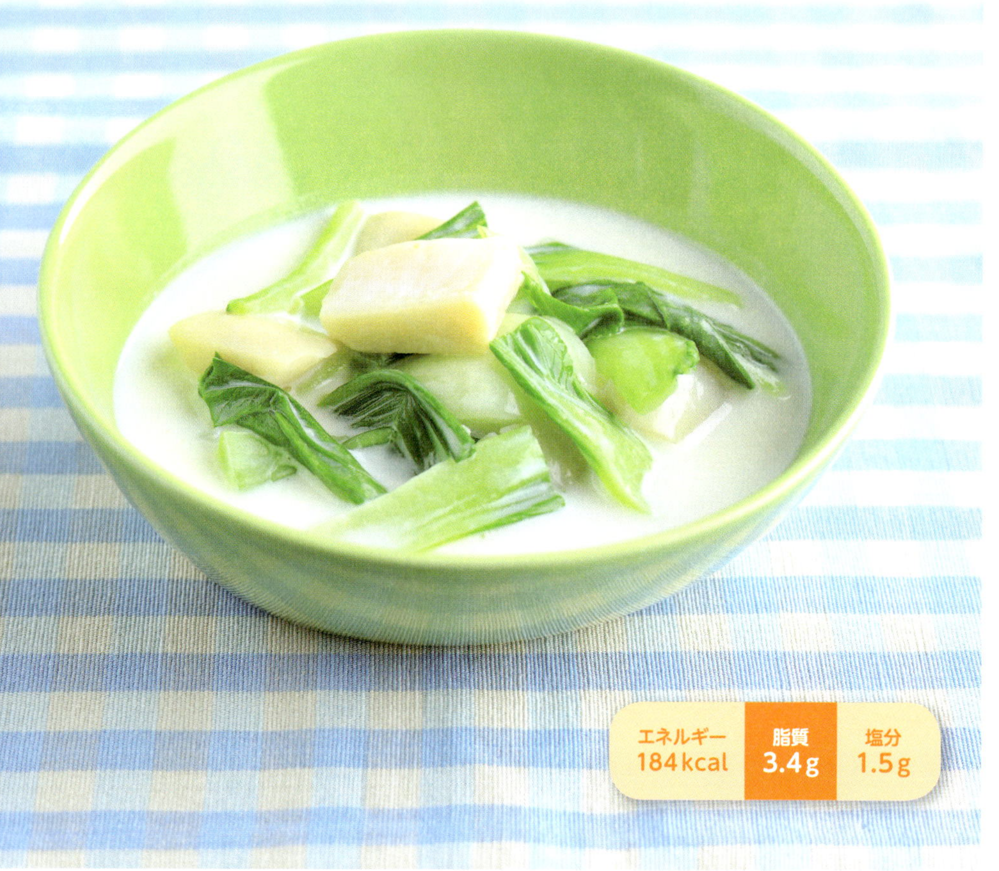

エネルギー	脂質	塩分
184kcal	3.4g	1.5g

材料（1人分）

- ホタテ貝柱……………2 2/3個(80g)
- かたくり粉……………小さじ1/2(1.5g)
- 青梗菜……………1株強(100g)
- しょうが……………1/4かけ(3g)
- サラダ油……………小さじ1/4(1g)
- ⓐ酒……………小さじ1 3/5(8g)
- ⓐ水……………1/3カップ弱(60mℓ)
- ⓐ固形コンソメ……………1g
- 低脂肪牛乳……………3/5カップ(120mℓ)
- 塩……………ミニスプーン1/2弱(0.5g)
- こしょう……………少量
- ごま油……………小さじ1/4(1g)
- かたくり粉……………小さじ2/3(2g)
- 水……………小さじ4/5(4g)

作り方

1. ホタテは厚みを2つか3つに切り、かたくり粉をまぶす。
2. 青梗菜は根元を少し切り落とし、株元に切り込みを入れて4等分に裂き、ゆでる。水にさらして水けをきり、4cm長さに切る。
3. しょうがはみじん切りにする。
4. フライパンに油を熱し、**1**の両面を焼き、**3**を加えていためる。
5. ⓐを加えてひと煮立ちさせる。
6. **2**と牛乳を加えて煮立ったら、火を弱め、塩とこしょうで調味する。
7. ごま油を垂らし、水どきかたくり粉でとろみをつける。

カジキのトマトソースかけ

高たんぱく質でミネラル豊富なカジキ。
脂質の少ないマカジキを選びましょう。

材料（1人分）

- カジキ（切り身）……1切れ(80g)
- 塩……ミニスプーン1/4(0.3g)
- こしょう……少量
- 小麦粉……小さじ2/3(2g)
- オリーブ油……小さじ1/4(1g)
- トマト……1/2個(80g)
- ⓐ
  - オリーブ油……小さじ3/4(3g)
  - 酢……小さじ2/5(2g)
  - 塩……ミニスプーン1/2弱(0.5g)
  - こしょう……少量
- キャベツ……中1/2枚(40g)
- アスパラガス……1本(20g)

作り方

1. カジキは塩とこしょうをふる。
2. トマトはへたと種を除き、1cm角に切り、ⓐであえる。
3. キャベツ、アスパラガスは食べやすい大きさに切ってゆで、水にさらし、水けをきる。
4. フライパンにオリーブ油を熱し、1に小麦粉をまぶして、片面ずつ3分ほど焼き、火を通す。
5. 皿に3、4を盛り、カジキに2をのせる。

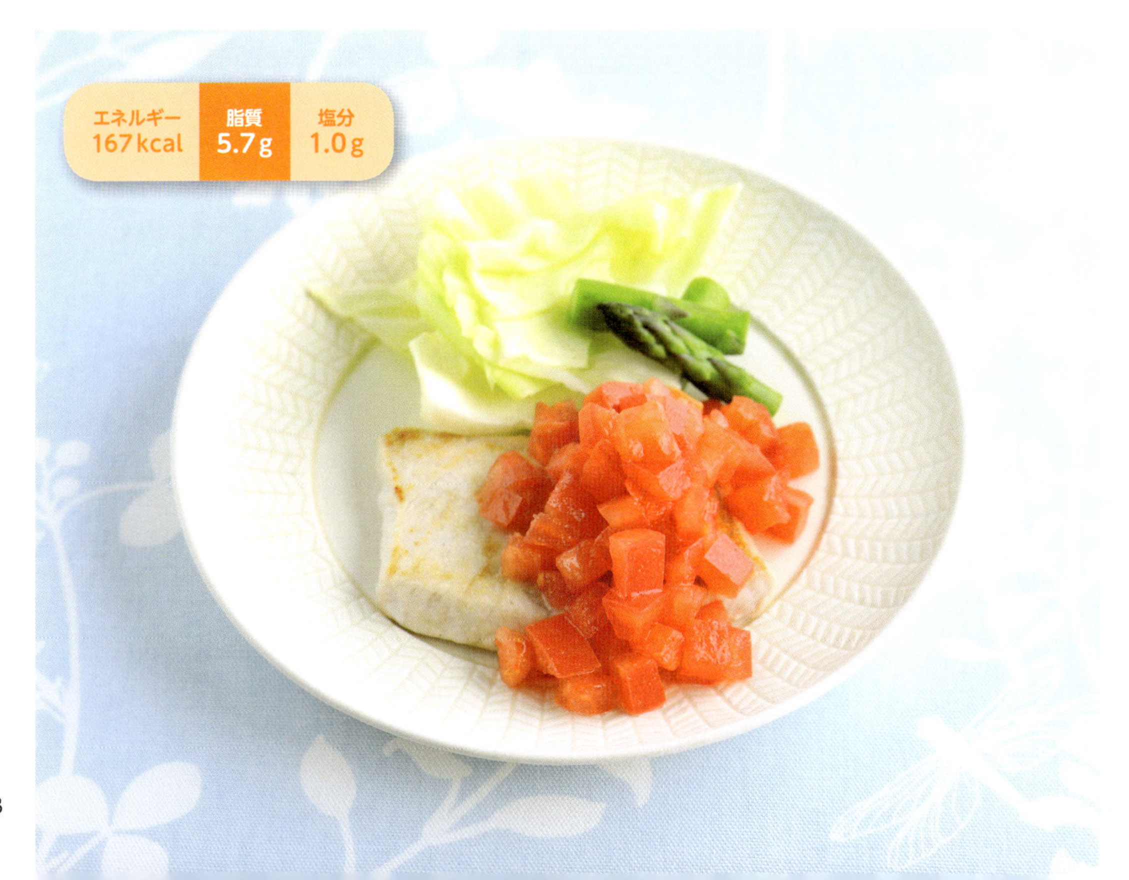

エネルギー	脂質	塩分
167kcal	5.7g	1.0g

脂質制限 15〜20g

急性膵炎（安定期1）・慢性膵炎（急性増悪期）・急性胆のう炎（回復期）・胆石（回復期）

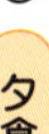
夕食

脂質をおさえた

夕食の主菜

野菜たっぷりゆでギョーザ

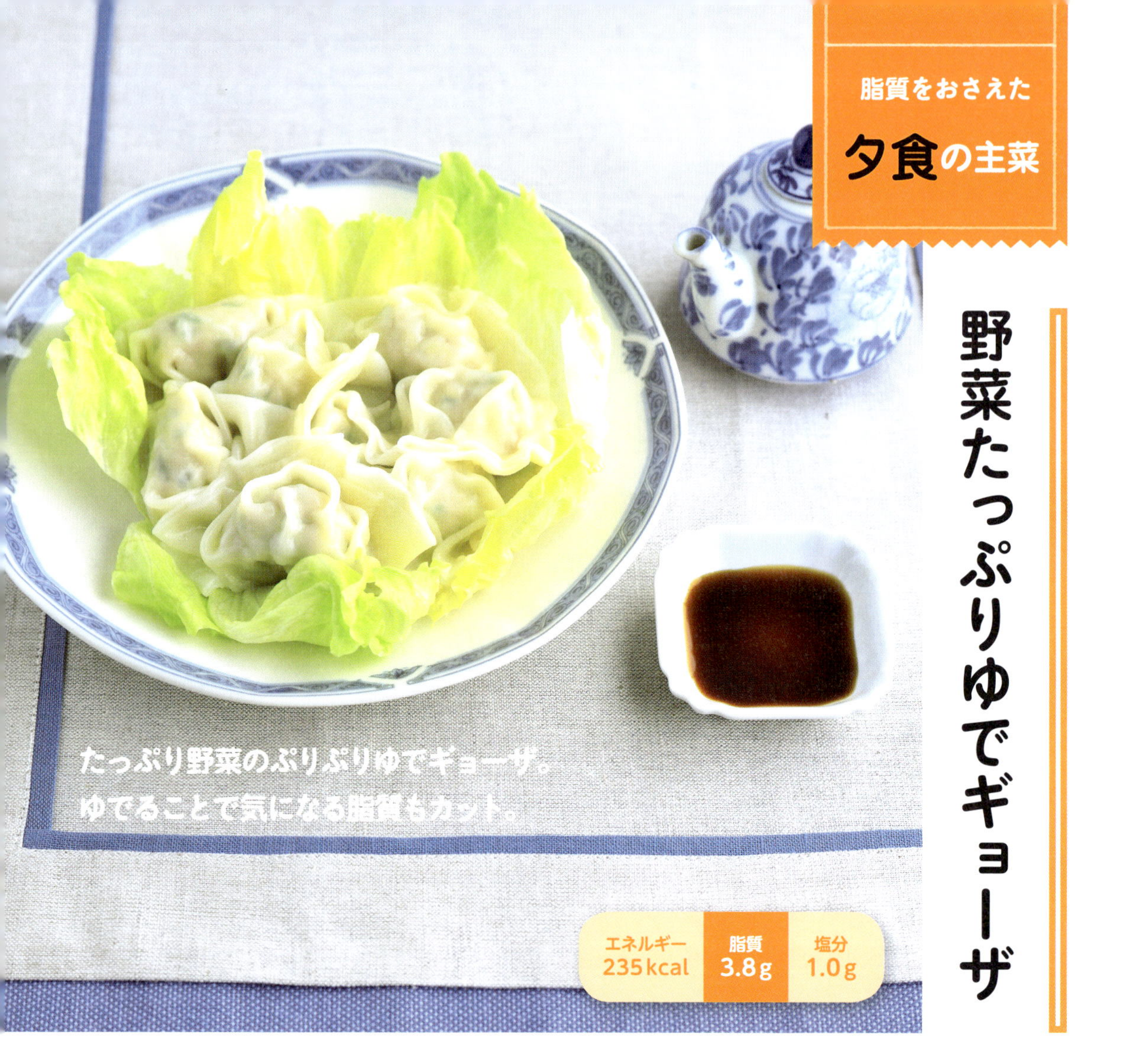

たっぷり野菜のぷりぷりゆでギョーザ。
ゆでることで気になる脂質もカット。

エネルギー	脂質	塩分
235 kcal	3.8 g	1.0 g

材料（1人分）

- 豚ひき肉（赤身）……50g
- 白菜……1/2枚(60g)
- 小ねぎ……1本(5g)
- にら……1本(5g)
- しょうが……1g
- ⓐ
  - 塩……ミニスプーン1/6(0.2g)
  - こしょう……少量
  - 酒……小さじ2/5(2g)
  - かたくり粉……小さじ1(3g)
- ギョーザの皮……8枚(48g)
- レタス……3/4枚(30g)
- たれ
  - しょうゆ……小さじ5/6(5g)
  - 酢……小さじ1(5g)

作り方

1. 白菜はさっとゆでる。水にさらして、水けをきり、みじん切りにして汁けを絞る。
2. ねぎ、にら、しょうがはみじん切りにする。
3. ボールにひき肉を入れ、ⓐを加えて混ぜる。**1**、**2**を加えてさらによく混ぜる。
4. ギョーザの皮で**3**を1/8量ずつ包む。
5. 熱湯で**4**を4～5分ほどゆでる。
6. レタスは食べやすい大きさにちぎり、水にさらし、水けをきる。
7. 器にレタスを敷き、**5**を盛り、混ぜ合わせたたれを添える。

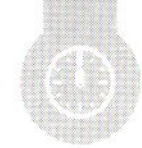

豆乳茶わん蒸し

だし＋豆乳でまろやかな風味。
卵 1/2 個でもしっかりプルンとかたまります。

材料（1人分）

- 卵 …… 1/2個（25g）
- かまぼこ …… 1切れ（15g）
- 生しいたけ …… 1個（15g）
- 糸三つ葉 …… 3g
- ⓐ
  - カツオだし …… 大さじ1 2/3（25mℓ）
  - 豆乳 …… 大さじ4（60mℓ）
  - 塩 …… ミニスプーン1/2弱（0.5g）
  - みりん …… 小さじ1/6（1g）

作り方

1. かまぼこ、軸を除いたしいたけは3～4mm厚さに薄切りにする。三つ葉は根を切り除いて1cm長さに切る。
2. ボールに卵を入れてほぐし、ⓐを加えて混ぜ、濾（こ）し器で濾す。
3. 器にかまぼこ、しいたけを入れ、**2**の卵液を注ぐ。
4. 蒸気の上がった蒸し器に入れ、強めの中火にかける。表面が白っぽくなったら弱火にし、6～7分加熱する。
5. 最後に三つ葉を散らし、火を消して少し蒸らす。

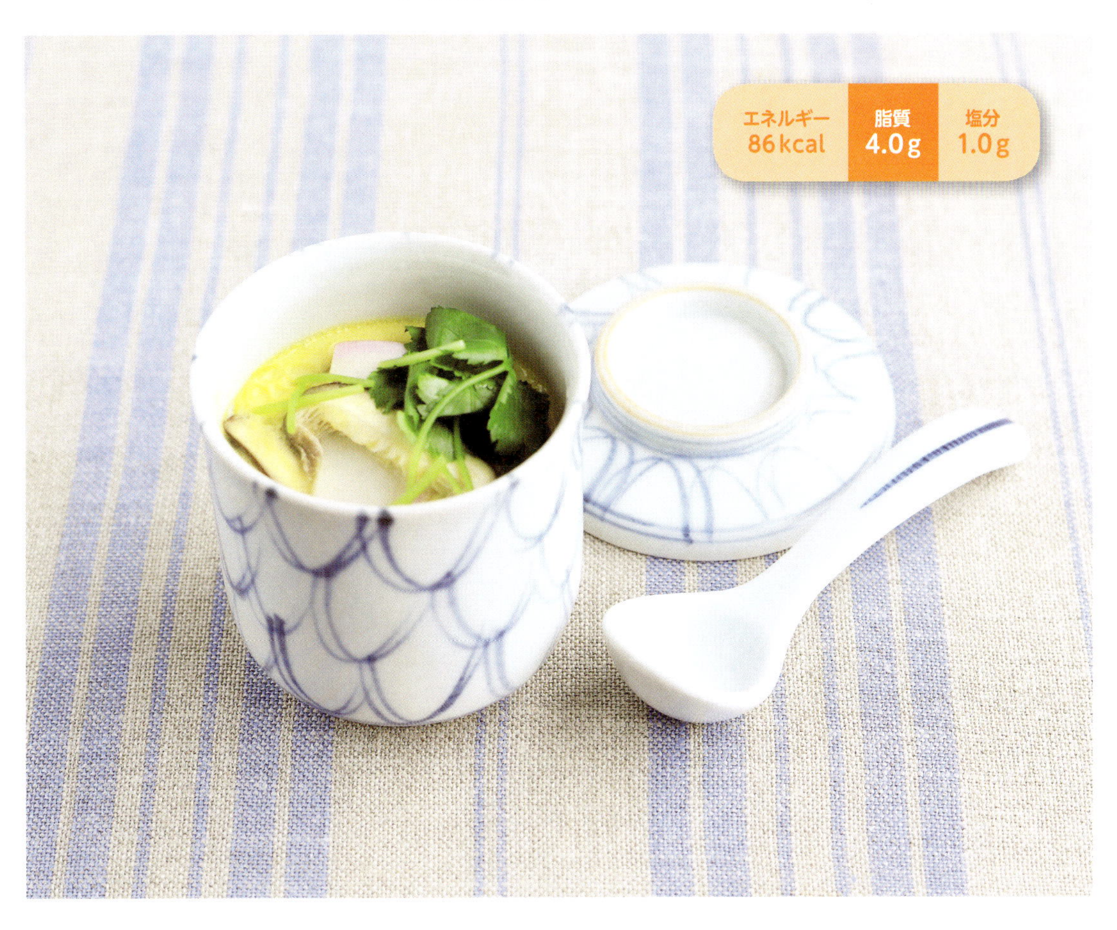

エネルギー	脂質	塩分
86kcal	4.0g	1.0g

脂質制限 15～20g

急性膵炎（安定期1）・慢性膵炎（急性増悪期）・急性胆のう炎（回復期）・胆石（回復期）

夕食

ビタミン・ミネラル
たっぷりの
副菜

とうがんのカニあんかけ

とうがんはビタミンCが豊富で、体の抵抗力アップに。
カニあんがやさしい味わいです。

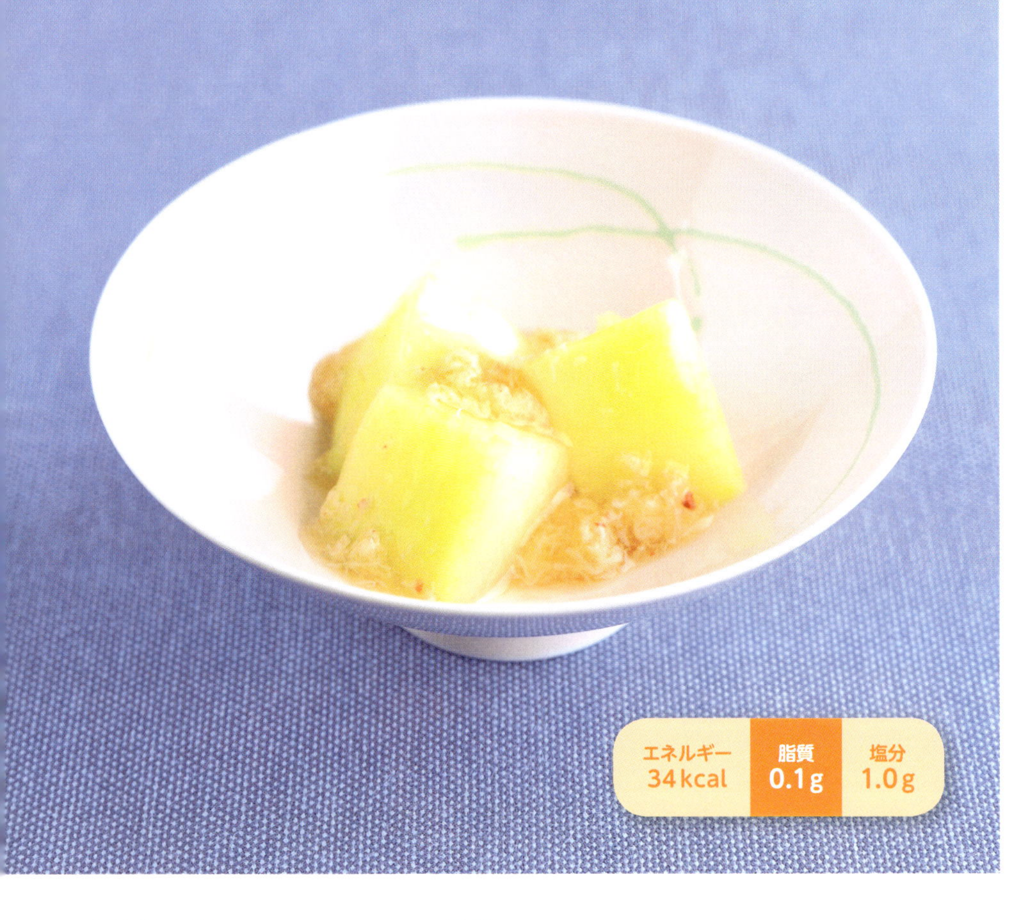

エネルギー	脂質	塩分
34kcal	0.1g	1.0g

材料（1人分）

とうがん……60g
カツオだし……大さじ2(30㎖)
ⓐ砂糖……小さじ2/3(2g)
ⓐ塩……ミニスプーン1/2弱(0.5g)
ⓐしょうゆ……小さじ1/3(2g)
ズワイガニ水煮缶詰め……10g
かたくり粉……小さじ1/4(2g)
水……小さじ4/5(4g)

作り方

1 とうがんは皮とわたを除いて3㎝角に切る。
2 だしでとうがんを5分ほど煮る。ⓐで調味してひと煮し、とうがんをとり出し器に盛る。
3 **2**の煮汁にカニのほぐし身を加え、煮立ったら、水どきかたくり粉でとろみをつけ、**2**にかける。

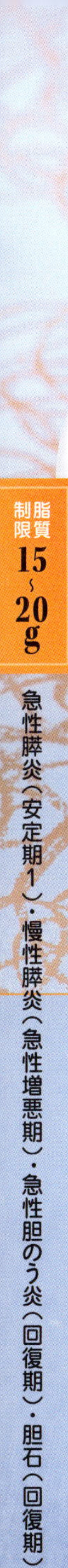

脂質制限
15~20g
急性膵炎（安定期1）・慢性膵炎（急性増悪期）・急性胆のう炎（回復期）・胆石（回復期）
副菜

サラダ風ピクルス

電子レンジ２分でできるお手軽レシピ！

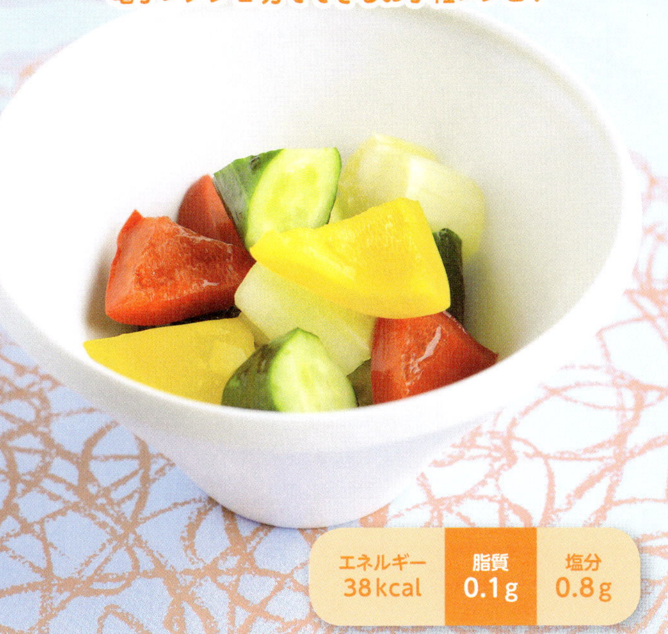

エネルギー	脂質	塩分
38kcal	0.1g	0.8g

材料（１人分）

- セロリ……1/3本(20g)
- きゅうり……20g
- 赤ピーマン……12g
- 黄ピーマン……12g
- ⓐ
  - 酢……大さじ1(15g)
  - 白ワイン……小さじ1 3/5(8g)
  - 水……大さじ2/3(10g)
  - 砂糖……小さじ1 1/3(4g)
  - 塩……ミニスプーン2/3(0.8g)

作り方

1 セロリ、きゅうり、ピーマンは乱切りにする。

2 耐熱ボールにⓐを入れ、ラップをかけて電子レンジで２分ほど加熱する。

3 **2**に**1**を加えて混ぜ、あら熱がとれたら冷蔵庫で冷やして味をなじませる。

わかめときゅうりの酢の物

食物繊維がたっぷりのわかめをさっぱりと。

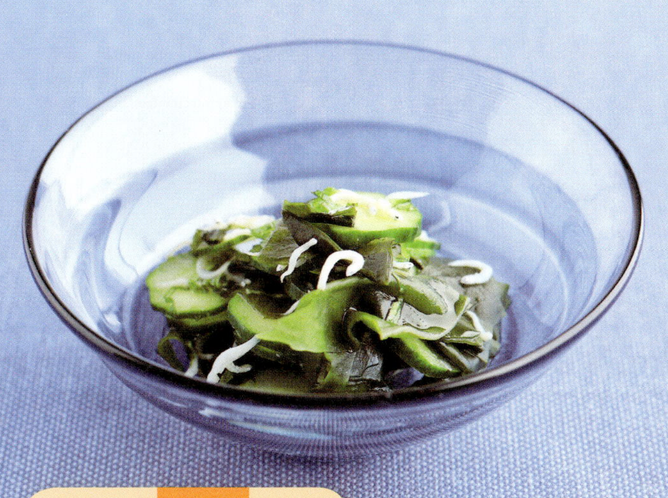

エネルギー	脂質	塩分
28kcal	0.3g	0.9g

材料（１人分）

- わかめ（もどしたもの）……40g
- きゅうり……1/2本(50g)
- しそ……1/2枚(0.5g)
- ちりめんじゃこ……大さじ3/5(3g)
- ⓐ
  - 砂糖……小さじ2/3(2g)
  - 酢……小さじ1 2/5(7g)
  - しょうゆ……小さじ1/6(1g)

作り方

1 わかめは食べやすい大きさに切る。きゅうりは薄い輪切りに、しそはせん切りにする。

2 ボールにⓐを混ぜ合わせ、**1**、ちりめんじゃこを加えてあえる。

食物繊維がとれる

副菜

根菜をたっぷりいただける一杯。だしのうま味があるので、塩分が気になる人は塩を減らしましょう。

けんちん汁

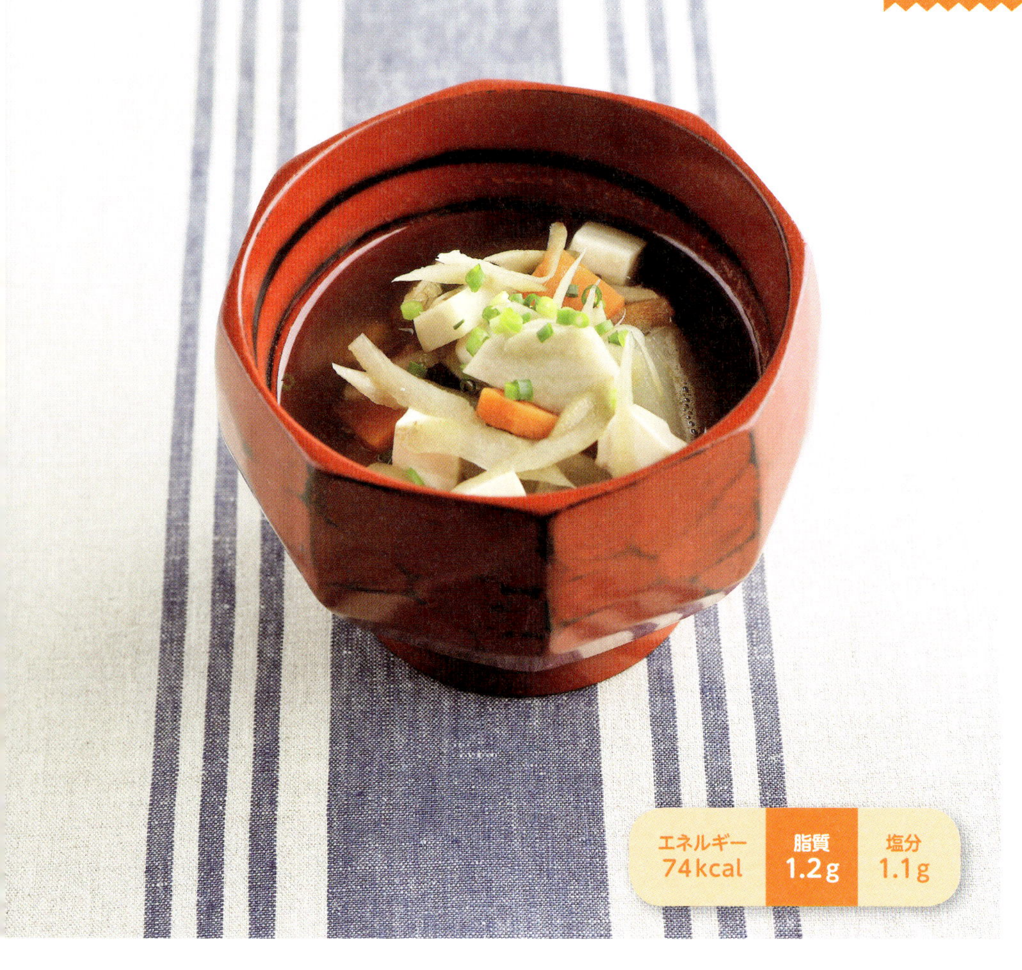

エネルギー	脂質	塩分
74kcal	1.2g	1.1g

材料（1人分）

- 絹ごし豆腐……30g
- 里芋……1/2個(25g)
- にんじん……15g
- 大根……1cm(40g)
- ごぼう……10cm(20g)
- 小ねぎ……3/5本(3g)
- カツオだし……3/4カップ(150mℓ)
- ⓐ しょうゆ……小さじ5/6(5g)
- ⓐ 酒……小さじ3/5(3g)
- ⓐ みりん……小さじ1/3(2g)
- ⓐ 塩……ミニスプーン1/6(0.2g)

作り方

1. 豆腐は6～8㎜のさいの目に切る。
2. 里芋は皮をむき、塩（分量外）をまぶしてもみ、水で洗ってぬめりをとってから、3つか4つに切る。
3. にんじんと大根はいちょう切りにする。
4. ごぼうはささがきにし、水にさらして、水けをきる。
5. 小ねぎは小口に切る。
6. なべにだし、**2**、**3**、**4**を入れて火にかけ、アクを除きながら煮る。
7. 火が通ったら、**1**、ⓐを入れてひと煮する。
8. 器に盛り、**5**を散らす。

蒸し野菜のマヨネーズソース

食材そのものの滋味を味わって。

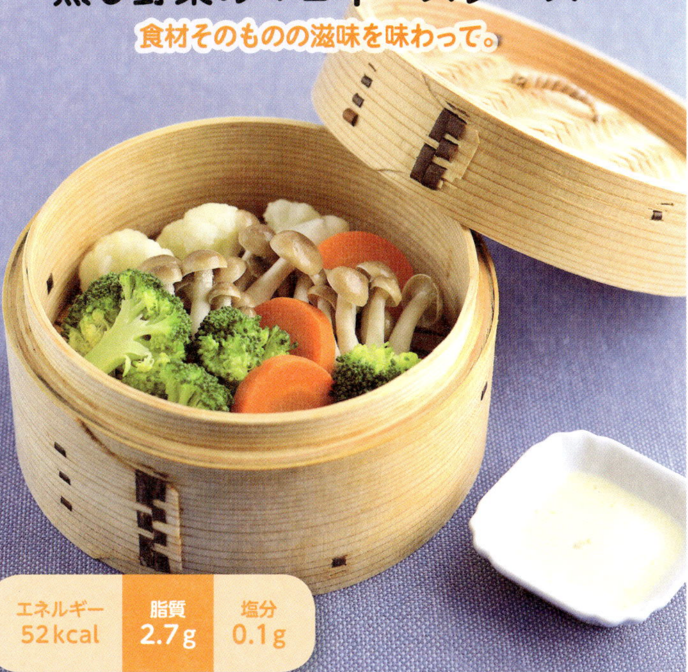

エネルギー	脂質	塩分
52kcal	2.7g	0.1g

材料（1人分）

- ブロッコリー……1/4株(25g)
- カリフラワー……1/4株(30g)
- にんじん……15g
- しめじ……40g
- ⓐ マヨネーズ……小さじ3/4(3g)
- ⓐ 酢……小さじ1 1/5(6g)
- ⓐ ゆずこしょう……少量

作り方

1 ブロッコリー、カリフラワーは小房に分ける。にんじんは5㎜厚さの輪切りにする。しめじは石づきを除いて、小房に分ける。

2 蒸気の上がった蒸し器に1を入れ、強火で火が通るまで蒸す。

3 ⓐを混ぜ合わせる。

4 器に2を盛り、3のソースを添える。

なすの鶏そぼろあんかけ

ほんのり甘いそぼろあんがなすによく合う。

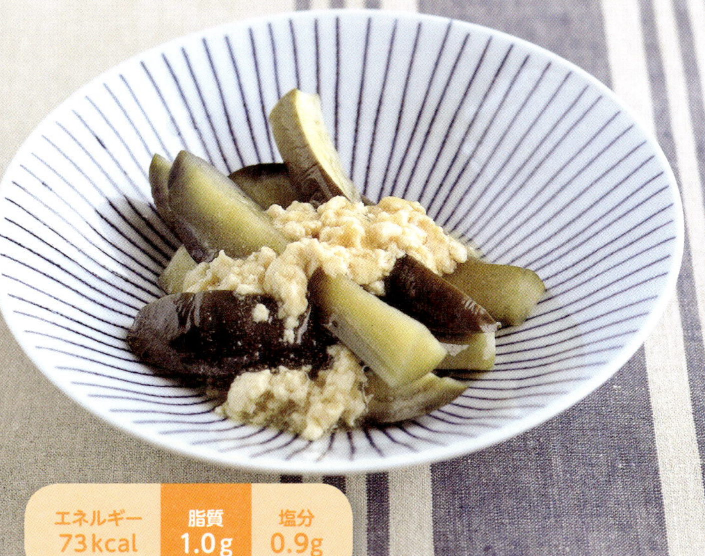

エネルギー	脂質	塩分
73kcal	1.0g	0.9g

材料（1人分）

- なす……1本(80g)
- ⓐ 砂糖……小さじ1(3g)
- ⓐ しょうゆ……小さじ1/2(3g)
- ⓐ カツオだし……2/5カップ(80mℓ)
- カツオだし……大さじ1 1/3(20mℓ)
- 鶏ひき肉……20g
- 砂糖……小さじ2/3(2g)
- しょうゆ……小さじ1/3(2g)
- かたくり粉……小さじ2/3(2g)
- 水……小さじ4/5(4g)

作り方

1 なすはへたを除き、縦に6等分に切り、水にさらしてアクを除く。

2 1をⓐで煮る。

3 カツオだしを沸騰させ、鶏ひき肉を入れてほぐし、アクを除く。砂糖、しょうゆを加えて煮、火が通ったら水どきかたくり粉でとろみをつける。

4 器に2を盛り、3をかける。

脂質15～20g（1500kcal以下）制限の一日の献立組み合わせ例

自由に組みかえよう！

組み合わせ例1

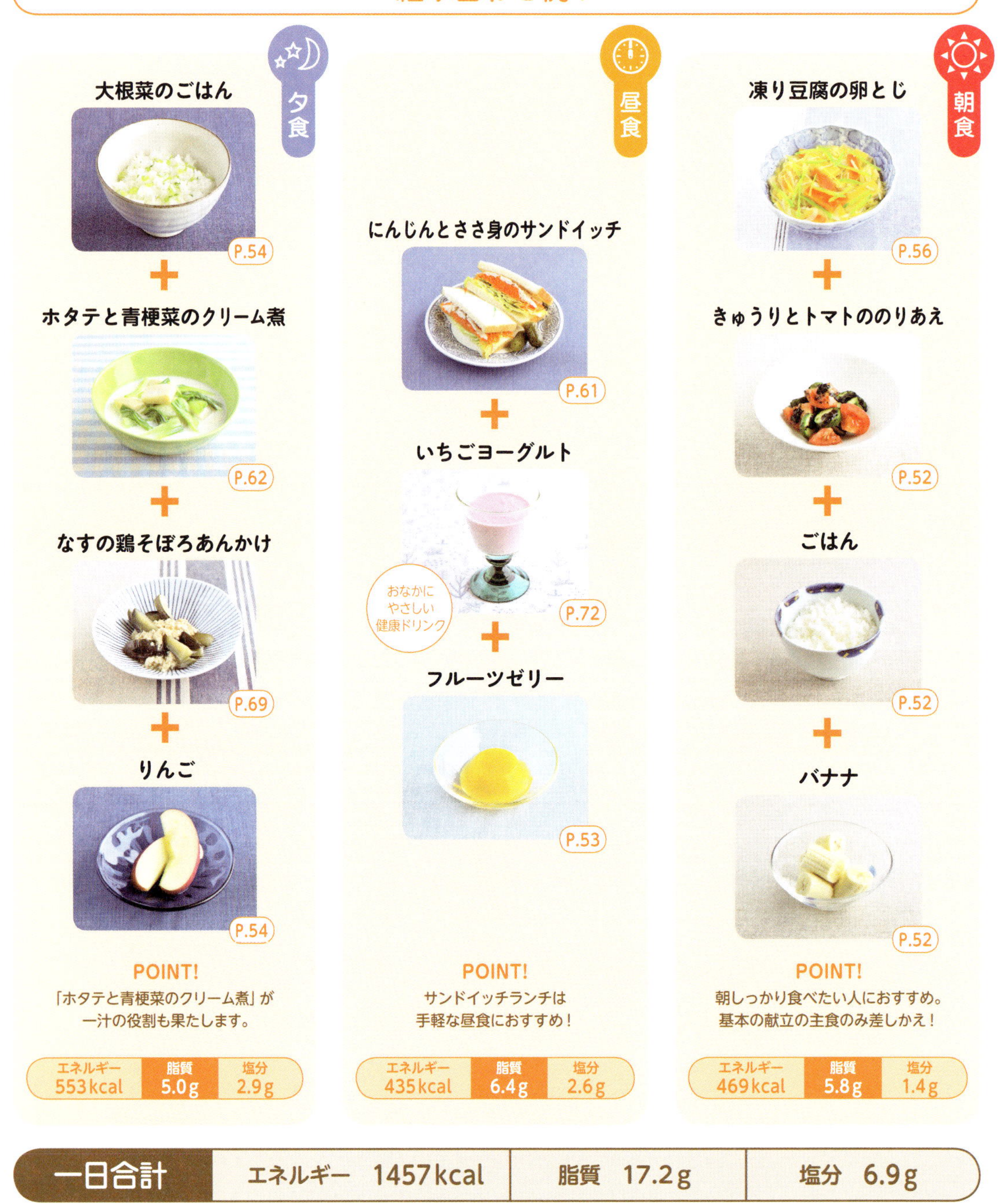

朝食
凍り豆腐の卵とじ
P.56
きゅうりとトマトののりあえ
P.52
ごはん
P.52
バナナ
P.52
POINT!
朝しっかり食べたい人におすすめ。
基本の献立の主食のみ差しかえ！
エネルギー 469kcal
脂質 5.8g
塩分 1.4g
昼食
にんじんとささ身のサンドイッチ
P.61
いちごヨーグルト
おなかにやさしい健康ドリンク
P.72
フルーツゼリー
P.53
POINT!
サンドイッチランチは
手軽な昼食におすすめ！
エネルギー 435kcal
脂質 6.4g
塩分 2.6g
夕食
大根菜のごはん
P.54
ホタテと青梗菜のクリーム煮
P.62
なすの鶏そぼろあんかけ
P.69
りんご
P.54
POINT!
「ホタテと青梗菜のクリーム煮」が
一汁の役割も果たします。
エネルギー 553kcal
脂質 5.0g
塩分 2.9g
一日合計
エネルギー 1457kcal
脂質 17.2g
塩分 6.9g

脂質、エネルギー制限は少しゆるくなってきたものの、まだまだ脂質の量には要注意！
ステップ２で紹介したレシピを差しかえて、献立をいろいろ組みかえてみましょう。

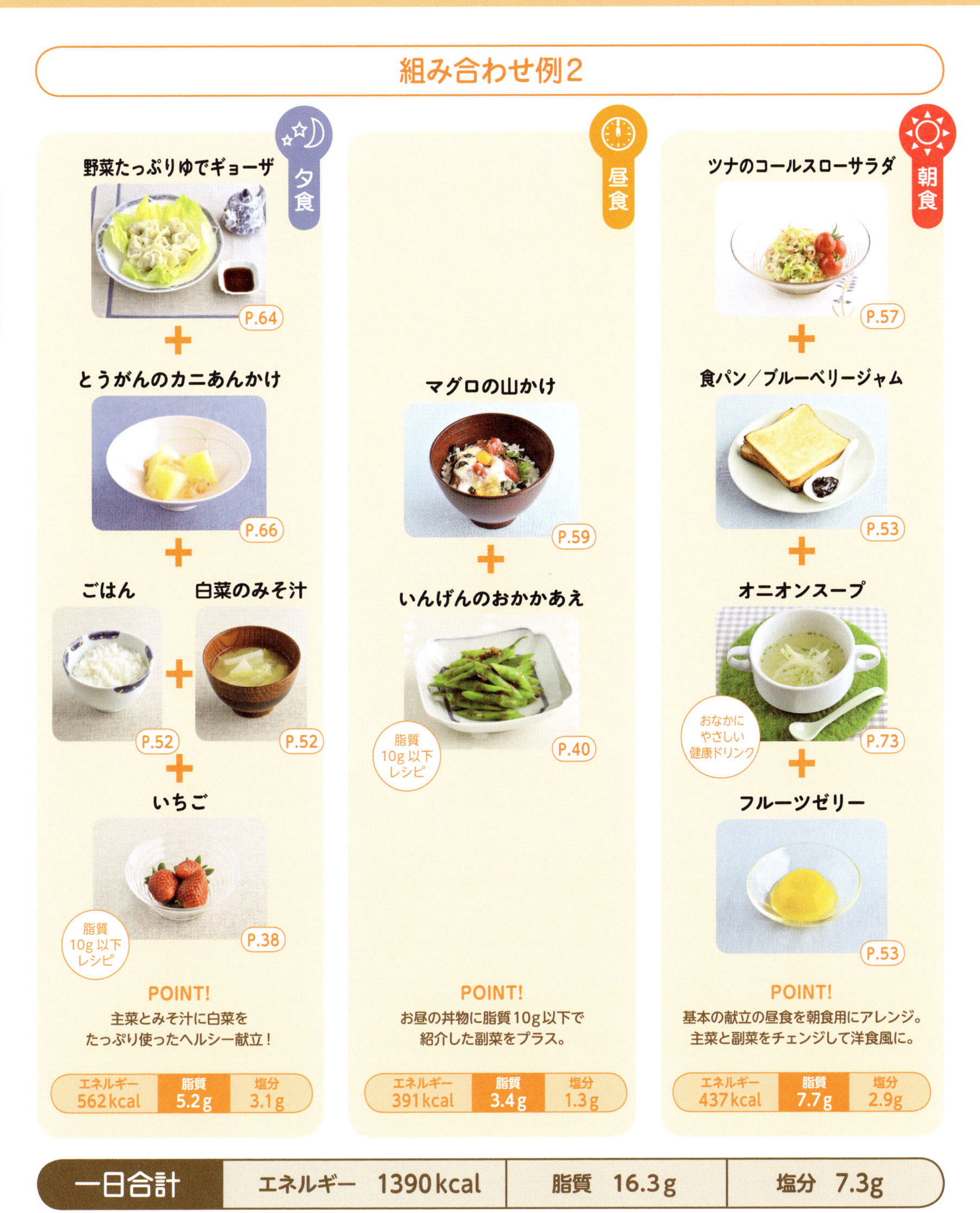

組み合わせ例2
朝食
ツナのコールスローサラダ
P.57
＋
食パン／ブルーベリージャム
P.53
＋
オニオンスープ
P.73
おなかにやさしい健康ドリンク
＋
フルーツゼリー
P.53
POINT!
基本の献立の昼食を朝食用にアレンジ。
主菜と副菜をチェンジして洋食風に。
エネルギー 437kcal
脂質 7.7g
塩分 2.9g
昼食
マグロの山かけ
P.59
＋
いんげんのおかかあえ
P.40
脂質10g以下レシピ
POINT!
お昼の丼物に脂質10g以下で
紹介した副菜をプラス。
エネルギー 391kcal
脂質 3.4g
塩分 1.3g
夕食
野菜たっぷりゆでギョーザ
P.64
＋
とうがんのカニあんかけ
P.66
＋
ごはん
P.52
＋
白菜のみそ汁
P.52
＋
いちご
P.38
脂質10g以下レシピ
POINT!
主菜とみそ汁に白菜を
たっぷり使ったヘルシー献立！
エネルギー 562kcal
脂質 5.2g
塩分 3.1g
一日合計
エネルギー 1390kcal
脂質 16.3g
塩分 7.3g

おなかにやさしい

健康ドリンク

オレンジレモネード

忙しいときでも、ビタミンと糖分をゴクッと補給。

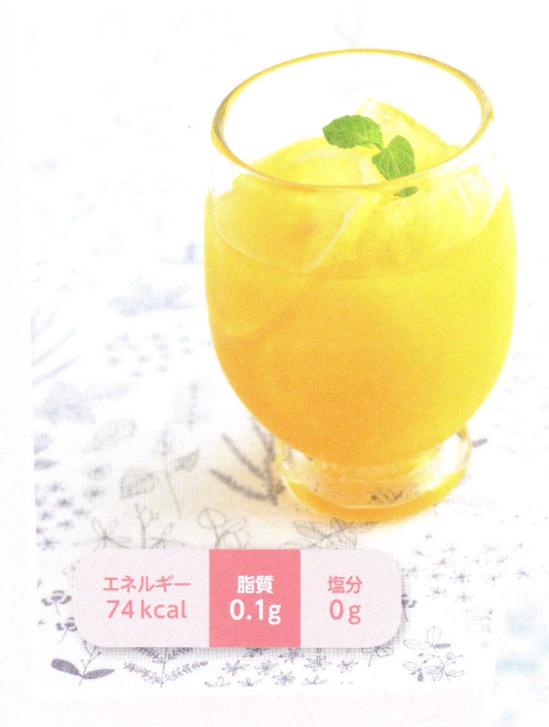

エネルギー	脂質	塩分
74 kcal	0.1g	0g

材料（1人分）

- オレンジジュース……90g
- レモン汁……15g
- 水……大さじ3(45㎖)
- はちみつ……10g
- レモン（輪切り）……1枚（6g）
- ミントの葉……少量

作り方

1 オレンジジュース、レモン汁、水、はちみつを混ぜ合わせる。

2 グラスに氷を入れて、1を注ぎ、レモンの輪切り、ミントの葉を添える。

いちごヨーグルト

朝食にプラスしたい、フレッシュドリンク。

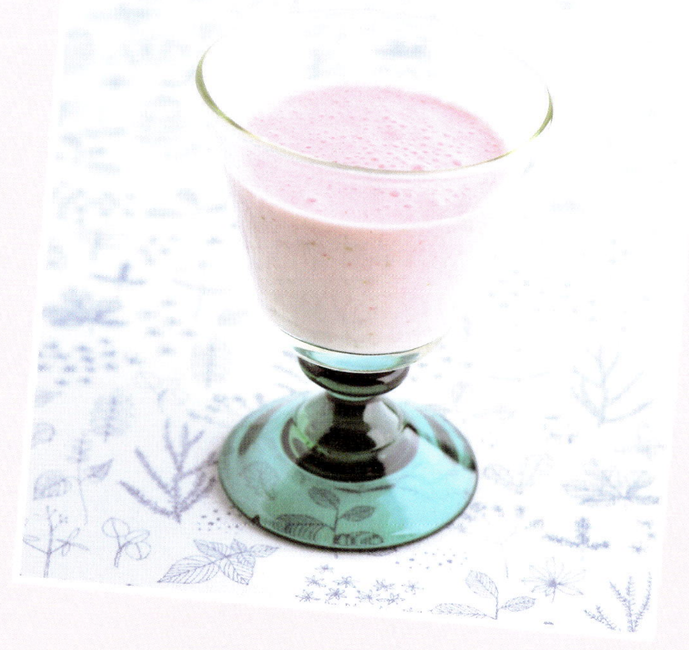

材料（1人分）

- いちご……3～4個(50g)
- 低脂肪牛乳……1/4カップ強(60㎖)
- ヨーグルト（加糖）……50g

作り方

1 いちごはへたを除く。

2 1、牛乳、ヨーグルトをミキサーにかける。

エネルギー	脂質	塩分
78kcal	0.8g	0.2g

オニオンスープ

ちょっと小腹が空いたときの低脂質お助けスープ。

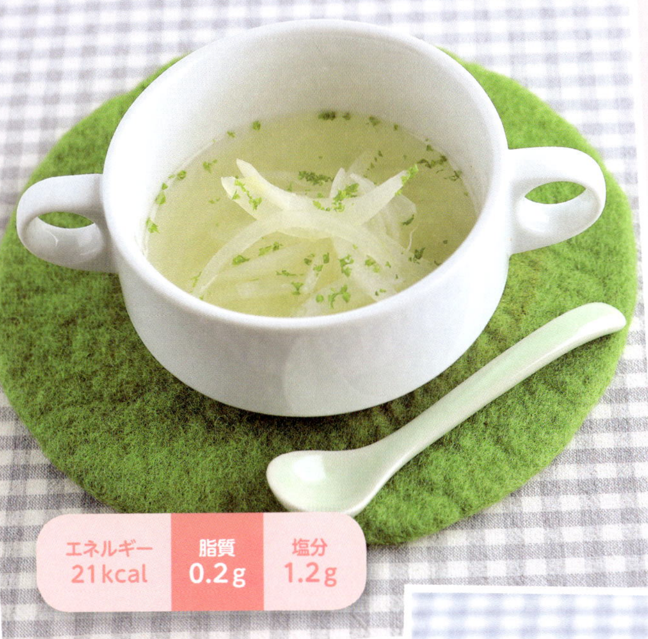

エネルギー	脂質	塩分
21kcal	0.2g	1.2g

材料（1人分）

- 玉ねぎ……1/4個(40g)
- しょうが……5g
- パセリのみじん切り……少量
- 固形コンソメ……2g
- 水……3/4カップ(150mℓ)
- 塩……ミニスプーン1/4(0.3g)
- こしょう……少量

作り方

1. 玉ねぎは3mm幅に切る。しょうがはすりおろす。
2. なべに水、玉ねぎ、しょうがを入れて火にかける。
3. 沸騰したらコンソメを加え、玉ねぎがやわらかくなるまで煮る。
4. 塩とこしょうで調味する。
5. 器に盛り、パセリを散らす。

はちみつレモン

ほっこり体が温まる、やさしいホットレモンドリンク。

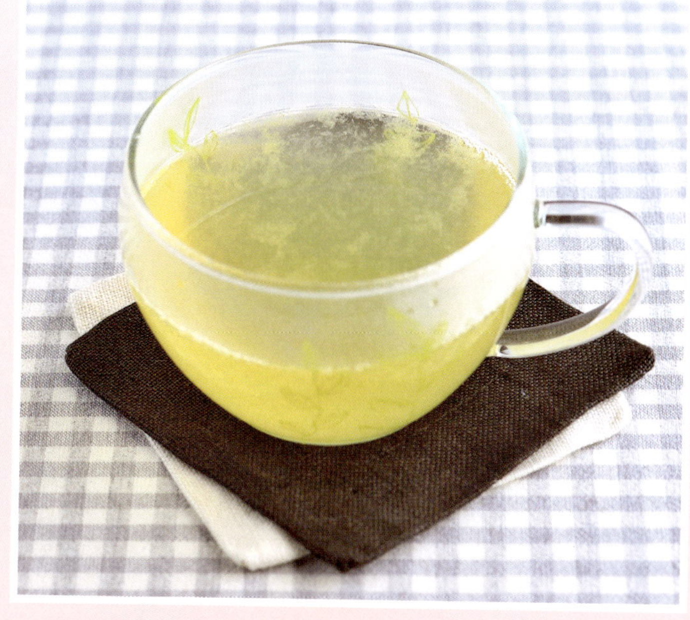

材料（1人分）

- レモン……1/3個(30g)
- はちみつ……大さじ1(20g)
- 水……3/5カップ強(130mℓ)

作り方

1. レモンは果汁を搾る。
2. 耐熱カップに水、**1**、はちみつを入れて混ぜ合わせる。
3. 電子レンジで1～2分加熱する。

エネルギー	脂質	塩分
75kcal	0.2g	0g

脂質 30~35g 制限

STEP 3

1800kcal

- ☑ 急性膵炎 安定期2
- ☑ 慢性膵炎 腹痛あり

急性膵炎安定期や慢性膵炎では、急性再発を防ぐために、膵臓に負担をかけ過ぎないようにしましょう。食事は揚げ物など多く油を使う料理や、脂質の多い肉類は避け、消化しにくい食品や刺激の強いものは控えめに。

朝食

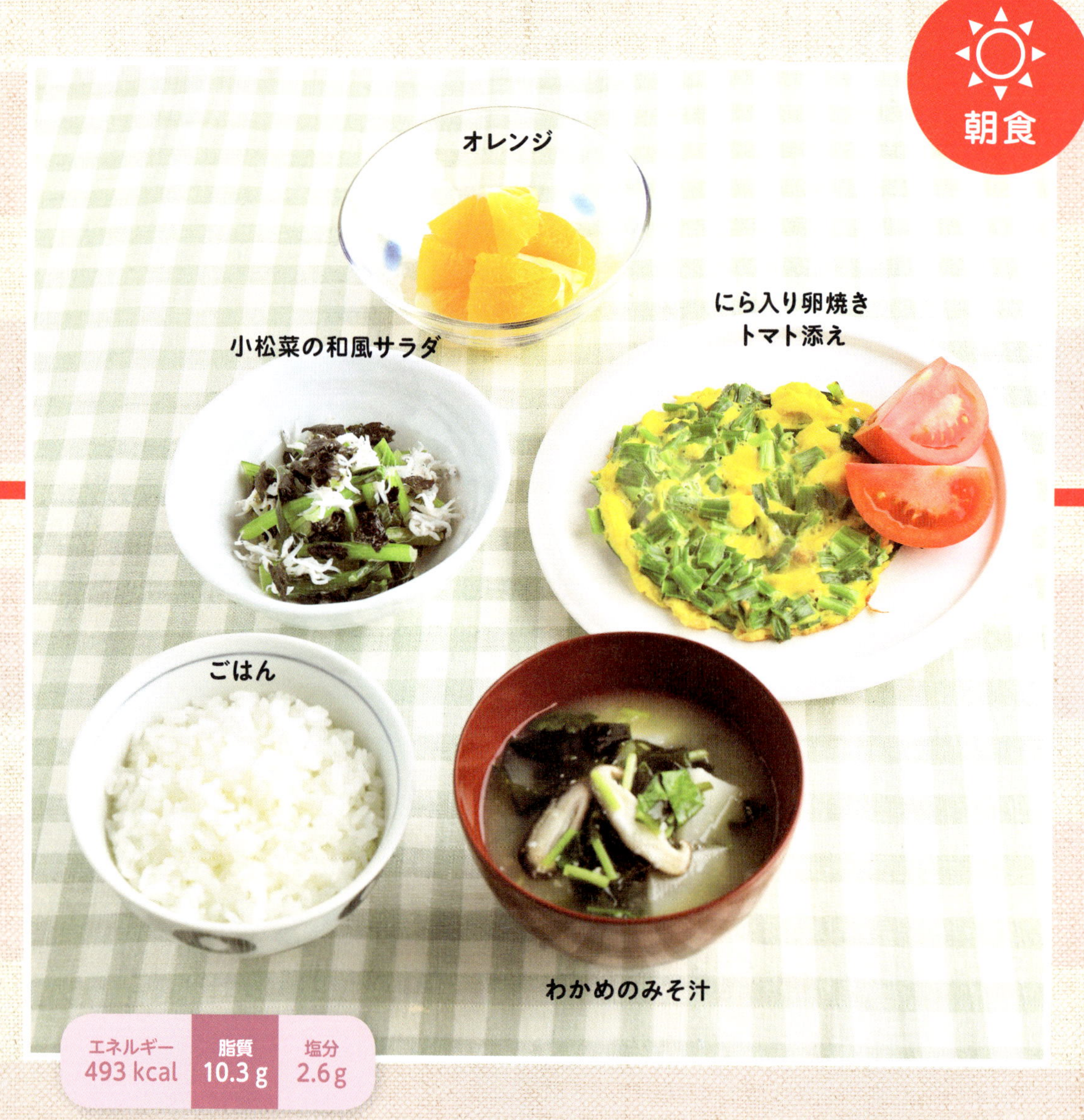
オレンジ
にら入り卵焼き
トマト添え
小松菜の和風サラダ
ごはん
わかめのみそ汁

エネルギー	脂質	塩分
493 kcal	10.3 g	2.6 g

わかめのみそ汁

材料（1人分）

わかめ（水でもどしたもの）……5g
生しいたけ……1/3個(5g)
じゃが芋……1/3個(40g)
煮干しだし……3/4カップ(150㎖)
みそ……小さじ1 1/3(8g)
糸三つ葉……3g

作り方

1 しいたけは軸を除いて、薄切りに、じゃが芋は皮をむき、いちょう切りにする。
2 わかめは1cm幅に切る。
3 なべにだし、**1**を入れ、じゃが芋がやわらかくなるまで煮る。**2**を加え、みそをとき入れ、ひと煮立ちさせる。
4 わんに入れ、1cm長さに切った三つ葉を散らす。

エネルギー	脂質	塩分
50kcal	0.7g	1.2g

オレンジ

材料

オレンジ……100g

エネルギー	脂質	塩分
39kcal	0.1g	0g

ごはん

材料

ごはん……150g

エネルギー	脂質	塩分
252kcal	0.5g	0g

小松菜の和風サラダ

材料（1人分）

小松菜……2株弱(60g)
シラス干し……大さじ1弱(5g)
ⓐ マヨネーズ……小さじ3/4(3g)
ⓐ しょうゆ……小さじ1/2(3g)
ⓐ 練りがらし……1g
焼きのり……全型2/3枚(2g)

作り方

1 小松菜は好みのかたさにゆで、3cm長さに切る。
2 シラス干しは湯通しする。
3 のりはもんで、細かくする。
4 ⓐを混ぜ合わせ、**1**と**3**の半量を加えてあえる。
5 器に**4**を盛り、シラス干しと**3**の残りを散らす。

エネルギー	脂質	塩分
44kcal	2.7g	0.8g

にら入り卵焼き トマト添え

材料（1人分）

卵……1個(50g)
塩……ミニスプーン1/3(0.4g)
砂糖……小さじ2/3(2g)
にら……20g
干しエビ……大さじ1/6(1g)
サラダ油……小さじ1/4(1g)
トマト……50g

作り方

1 にらは1cm長さ切る。
2 ボールに卵を割りほぐし、塩と砂糖を加えて混ぜて、**1**と干しえびを加える。
3 フライパンに油を熱し、**2**を丸く流す。表面がかわいたらでき上がり。好みで両面を焼いてもよい。
4 皿に盛り、くし形切りにしたトマトを添える。

エネルギー	脂質	塩分
108kcal	6.3g	0.6g

COLUMN

食事制限の食生活の中で不足しがちなビタミン

低脂質食を心がけていると、どうしてもビタミンが不足しがちになります。朝食や夕食にみかんやいちごなどの果物でビタミンを補ったりするのも、一つの策。

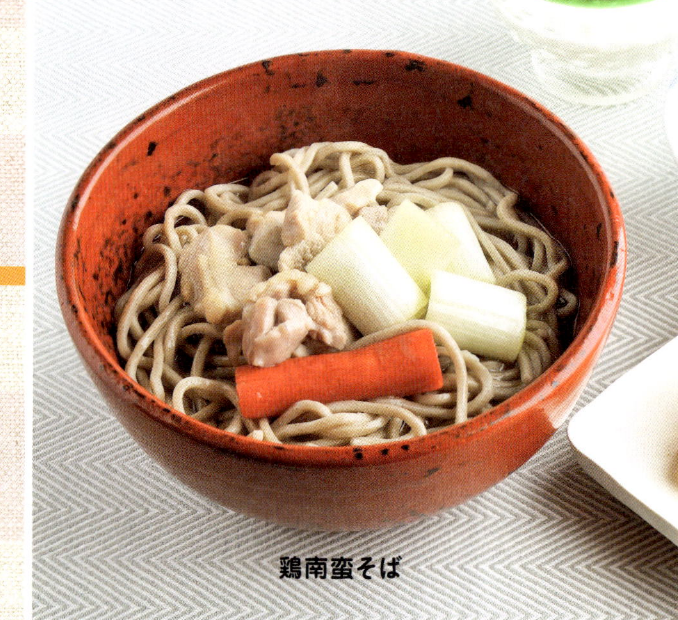

エネルギー	脂質	塩分
632 kcal	5.5 g	2.7 g

POINT

昼食に外食でそばを食べたら、夕食で調整

脂質制限のあるとき、昼食にそばを軽く食べる人も多いでしょう。そんなときおすすめのそばは、月見そばやおかめそば、とろろそば、山菜そばです。また、エビの天ぷらそばでも、衣を外せば問題ありません。
しかし、そばは脂質はおさえられますが、たんぱく質やビタミンが不足がちになります。そんな時は、夕食で野菜のおかずを一品プラスするなど、調整をしましょう。

ヨーグルト

材料（1人分）

ヨーグルト（低脂肪・加糖）…100g

エネルギー	脂質	塩分
67kcal	0.2g	0.2g

かぼちゃのシナモン煮

材料（1人分）

かぼちゃ……80g
干しあんず……10g
ⓐ
- 水……1/4カップ（50mℓ）
- 砂糖……小さじ2 2/3（8g）
- 塩……少量

シナモン……少量

作り方

1 かぼちゃは2cm角に切り、耐熱ボールに入れる。ひたひたになる程度の水を加え、電子レンジでやわらかくなるまで2分30秒加熱する。

2 なべにⓐとあんずを入れて煮、あんずがやわらかくなったら**1**の湯をきって加え、さっと煮る。

3 器に盛り、好みでシナモンをふる。

エネルギー	脂質	塩分
132kcal	0.3g	0g

鶏南蛮そば

材料（1人分）

鶏もも肉……1/7枚（40g）
ねぎ……1/4本（25g）
カニ風味かまぼこ……1本（10g）
ゆでそば……250g

かけ汁
- カツオこんぶだし……180mℓ
- うす口しょうゆ……小さじ1 2/3（10g）
- 塩……ミニスプーン1/2弱（0.5g）
- みりん……小さじ1（6g）

薬味
- しょうが……3g
- 大根……1cm（10g）
- 焼きのり……全型1/3枚（1g）

作り方

1 鶏肉はそぎ切りに、ねぎは3cm長さに切る。

2 薬味として、おろししょうが、おろし大根、焼きのりの細切りを用意する。

3 なべにかけ汁の材料を合わせ、火にかける。市販のめんつゆでもよい。

4 煮立ったら**1**を入れ、火が通るまで煮る。

5 そばはさっと熱湯にくぐらせ、湯をきって器に入れる。**4**を器に注ぎ、鶏肉とねぎ、かまぼこをのせる。

6 薬味を皿にのせて、そばに添える。

エネルギー	脂質	塩分
433kcal	5.0g	2.5g

COLUMN

昼、外食するなら

外食は脂質と塩分が多いものがほとんどです。とり過ぎたら、次の食事では控える努力が必要です。
比較的おすすめの外食は、焼き魚や煮魚の定食。魚の中でブリやサバ、サンマなどの脂質の多い青背魚の場合は、ほかの食事で脂質の少ないものをとってください。定食についている汁物は、塩分が多くなるので、全部飲まないようにしましょう。そのほか、刺し身定食や幕の内弁当もおすすめです。ただし、揚げ物が入っていたら、衣を残してください。

夕食

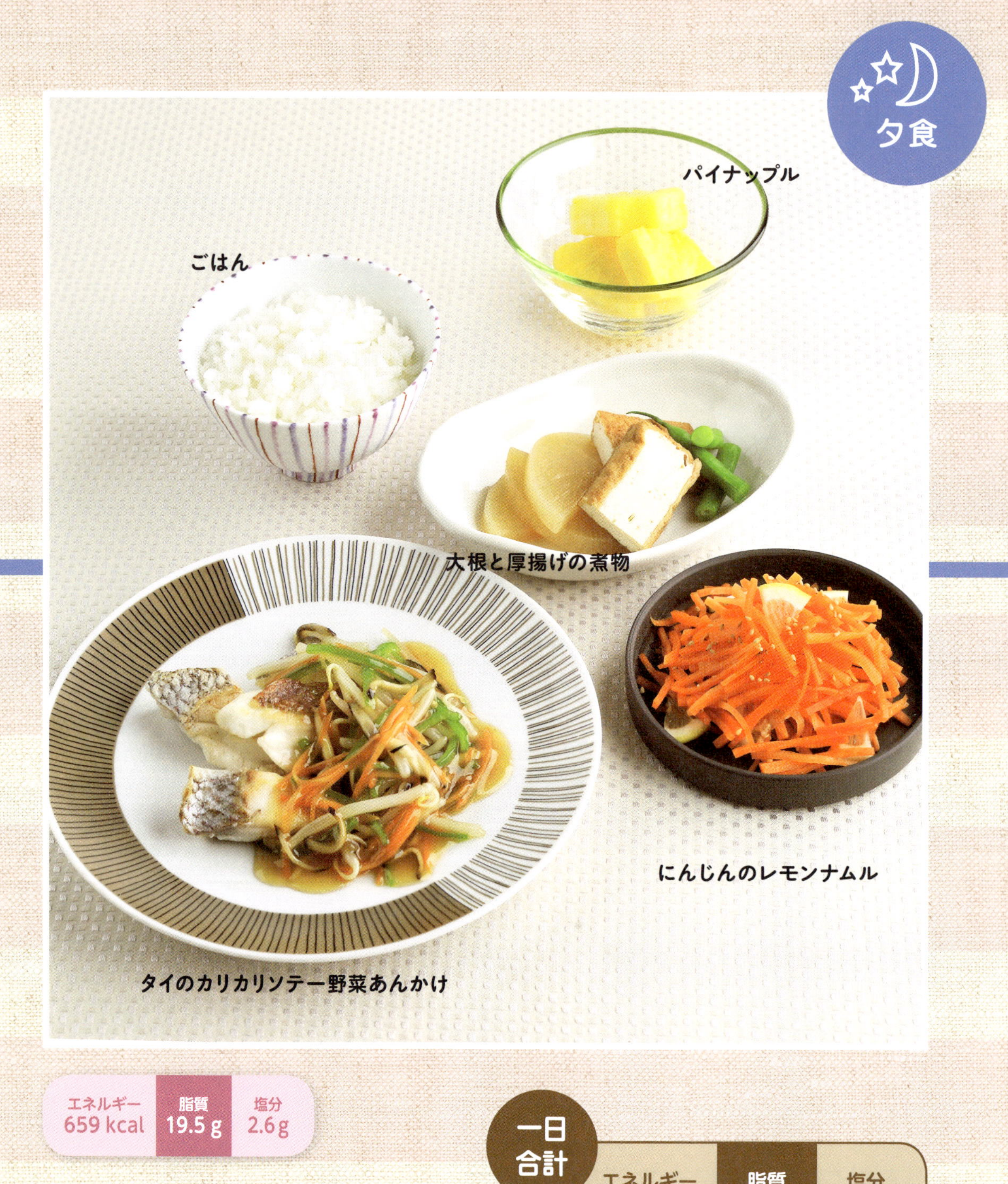
パイナップル
ごはん
大根と厚揚げの煮物
にんじんのレモンナムル
タイのカリカリソテー野菜あんかけ

エネルギー	脂質	塩分
659 kcal	19.5 g	2.6 g

一日合計

エネルギー	脂質	塩分
1784kcal	35.3 g	7.9 g

にんじんのレモンナムル

材料（1人分）

- にんじん……1/3本(60g)
- 塩……ミニスプーン1/4(0.3g)
- レモン（輪切り）……1枚(5g)
- a
  - レモン汁……小さじ2/5(3g)
  - にんにく（すりおろし）……1/5かけ分(1g)
  - ごま油……小さじ1/2(2g)
- いり白ごま……小さじ5/6(1g)

作り方

1. にんじんは皮をむいて細切りにし、塩をふってしんなりとなるまでおいて、汁けを絞る。
2. レモンは放射状に8等分に切る。
3. 1、2、aを混ぜ合わせて器に盛り、ごまをふる。

エネルギー	脂質	塩分
51kcal	2.7g	0.4g

ごはん

材料（1人分）

- ごはん……150g

エネルギー	脂質	塩分
252kcal	0.5g	0g

パイナップル

材料（1人分）

- パイナップル……80g

エネルギー	脂質	塩分
41kcal	0.1g	0g

大根と厚揚げの煮物

材料（1人分）

- 大根……5cm(60g)
- 厚揚げ……30g
- さやいんげん……5g
- a
  - カツオだし……大さじ4(60mℓ)
  - 砂糖……小さじ1(3g)
  - うす口しょうゆ……小さじ5/6(5g)
  - みりん……小さじ1/2(3g)

作り方

1. 大根は皮をむき、5mm厚さの半月切りにし、熱湯でさっとゆでる。
2. 厚揚げは湯通しして、1cm幅に切る。
3. さやいんげんは筋を除いてゆでる。
4. なべにaを煮立て、1、2を加えて、煮汁が少なくなるまで煮る。
5. 器に4を盛り、3を添える。

エネルギー	脂質	塩分
80kcal	3.5g	0.9g

タイのカリカリソテー野菜あんかけ

材料（1人分）

- タイ（切り身）……1切れ(80g)
- 塩……ミニスプーン1/2弱(0.5g)
- こしょう……少量
- かたくり粉……小さじ1(3g)
- にんじん……10g
- ピーマン……10g
- 生しいたけ……1/3個(5g)
- 緑豆もやし……20g
- オリーブ油……小さじ1(4g)
- a
  - 酒……小さじ1(5g)
  - しょうゆ……小さじ5/6(5g)
  - 砂糖……小さじ2/3(2g)
  - かたくり粉……小さじ2/3(2g)
  - 水……1/4カップ(50mℓ)

作り方

1. タイは骨を除いて一口大のそぎ切りにし、塩とこしょうをふって5分おく。
2. にんじんは斜め薄切りにしてからせん切りに、ピーマンは縦に細切りにする。しいたけは軸を除いて、細切りにする。
3. aを混ぜ合わせる。
4. タイの汁けをふいて、かたくり粉をまぶし、半量のオリーブ油を熱したフライパンに入れて、両面をカリッと焼き、とり出して皿に盛る。
5. フライパンの油をふき、残りのオリーブ油を熱して、2ともやしをいため、2分ぐらいしたら、3を加え、野菜あんを作る。
6. 4に5をかける。

エネルギー	脂質	塩分
235kcal	12.7g	1.3g

脂質をおさえた
朝食の主菜

脂質の少ないささ身は、その分、味が淡泊になりがち。
青のり入りの衣で香りをプラスして変化をつけます。

ささ身のピカタ レタス添え

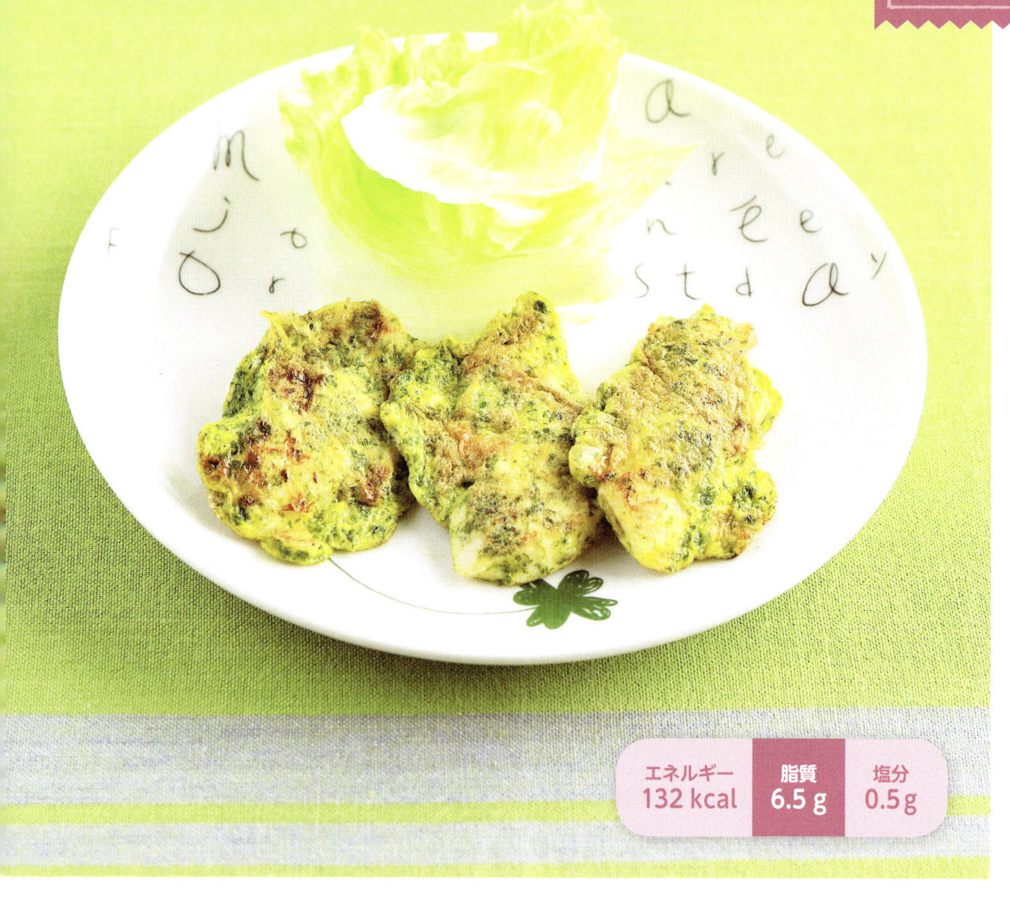

エネルギー	脂質	塩分
132 kcal	6.5 g	0.5 g

材料（1人分）

- 鶏ささ身……小1本(40g)
- 小麦粉……小さじ1 2/3(5g)
- 卵……1/2個(20g)
- 青のり……小さじ1(1g)
- サラダ油……小さじ1(4g)
- しょうゆ……小さじ1/3(2g)
- レタス……15g

作り方

1. 卵はときほぐして、青のりを加えて混ぜる。
2. ささ身は筋を除き、3等分に薄いそぎ切りにし、小麦粉を薄くまぶす。
3. フライパンに油を熱し、ささ身に1をからめ、弱めの中火で両面を3～4分焼く。両面焼けて火が通ったら、上からしょうゆを垂らす。
4. 皿に3を盛り、洗って食べやすい大きさに切ったレタスを添える。

POINT

ピカタで脂質カット！

油で揚げる天ぷらは、脂質量が多くなってしまいますが、油で焼くピカタは少量の油で調理できるので、脂質をおさえることができるのでおすすめです。

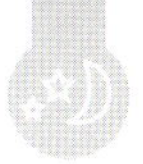  

ホタテ貝柱のカレーマヨネーズ焼き
ゆでブロッコリーとトマト添え

低脂質のホタテは脂質制限食の強い味方。
カレー粉は風味づけ程度に活用して。

材料（1人分）

ホタテ貝柱	2個(50g)
塩	ミニスプーン1/6(0.2g)
こしょう	少量
オリーブ油	小さじ1/2(2g)
マヨネーズ	小さじ4/5(5g)
カレー粉	少量
パセリ	少量
ブロッコリー	30g
ミニトマト	2個(20g)

作り方

1. ホタテは厚みを3等分に切り、塩とこしょうをふる。
2. フライパンにオリーブ油を熱し、ホタテの両面をさっと焼く。
3. マヨネーズとカレー粉を混ぜて、フライパンからとり出した**2**をあえる。
4. アルミホイルに**3**をのせ、オーブントースターで軽く焼き色がつくまで焼く。
5. 皿にのせてパセリを散らし、ゆでたブロッコリーとミニトマトを添える。

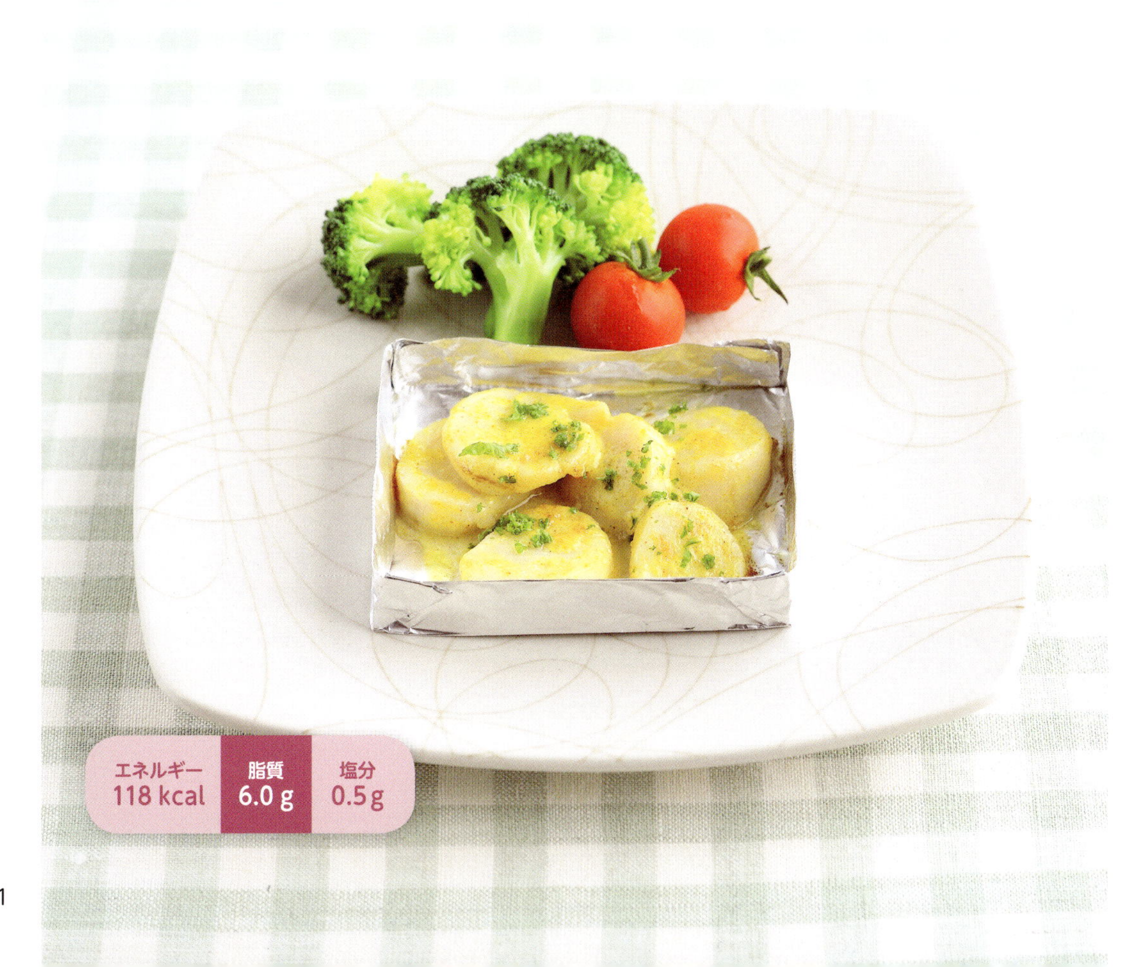

エネルギー	脂質	塩分
118 kcal	6.0 g	0.5 g

脂質をおさえた

昼食

マグロカツは、オーブントースターで焼くから、
揚げるより断然、脂質をおさえられます。

マグロカツ丼

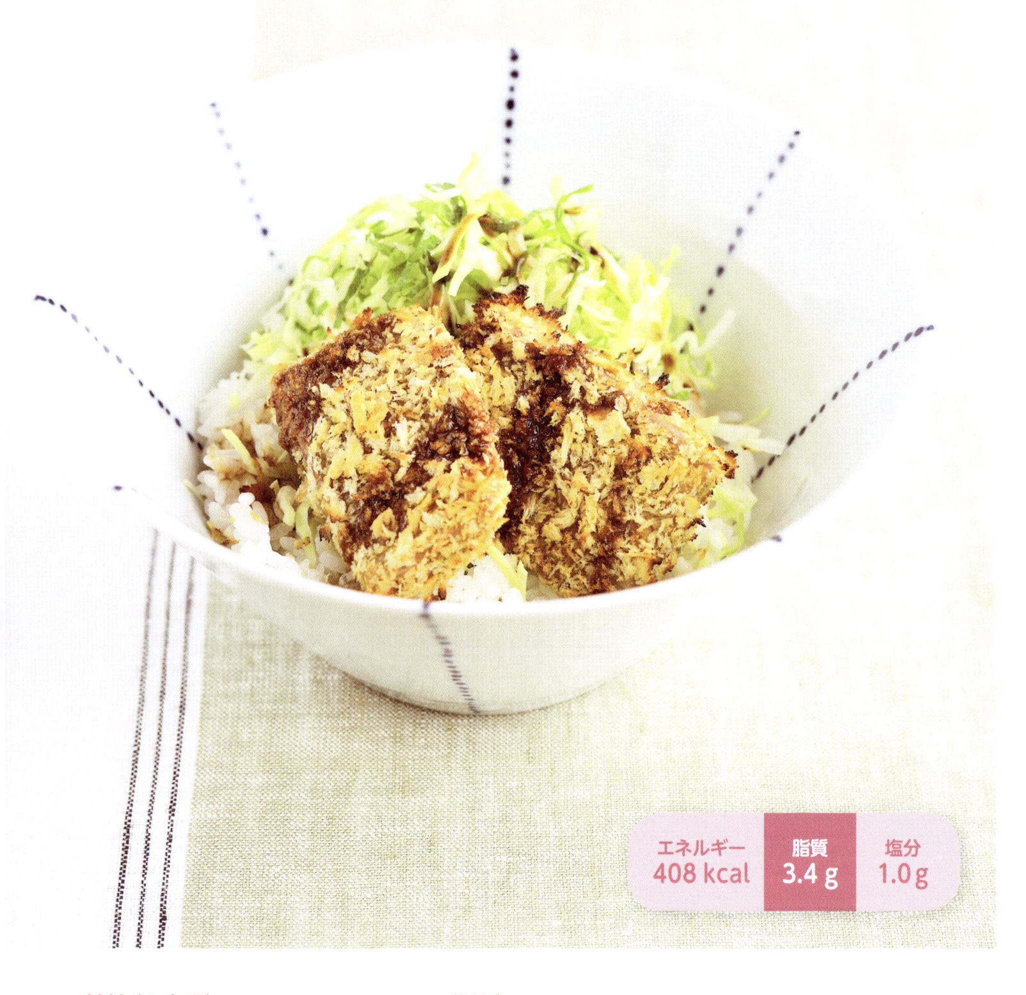

エネルギー	脂質	塩分
408 kcal	3.4 g	1.0 g

材料（1人分）

- ごはん……150g
- マグロ赤身（さく）……50g
- 塩……ミニスプーン1/6（0.2g）
- こしょう……少量
- オリーブ油……小さじ1/4（1g）
- パン粉……1/4カップ（10g）
- 小麦粉……小さじ2 2/3（8g）
- 卵……1/5個（10g）
- キャベツ……中1/4枚（20g）
- しそ……2枚（2g）
- ウスターソース……小さじ1 2/3（10g）

作り方

1. マグロは、半分にそぎ切りにして塩とこしょうをふる。
2. フライパンにオリーブ油を入れ、パン粉が茶色っぽくなるまで、からいりする。
3. **1**に小麦粉をまぶし、とき卵をくぐらせ、**2**をつける。
4. キャベツとしそはせん切りにして、水に放し、パリッとなったらざるにあげ、水けをきる。
5. オーブントースターにアルミホイルを敷き、**3**を焼く。
6. 丼にごはんを盛り、**4**、**5**をのせ、ソースをかける。

ゆずパスタ

ゆずがふわっと香る、さっぱりとした味わい。

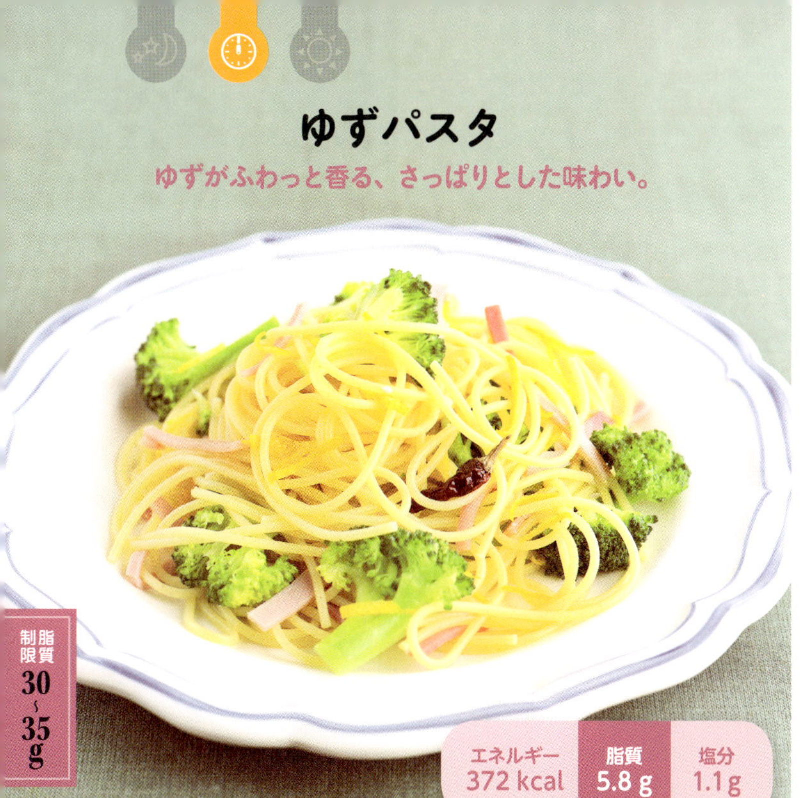

エネルギー	脂質	塩分
372 kcal	5.8 g	1.1 g

材料（1人分）

- スパゲティ（乾）……80g
- ブロッコリー……2/5株（50g）
- ボンレスハム……20g
- 赤とうがらし……1本
- オリーブ油……小さじ3/4（3g）
- 塩……ミニスプーン1/2弱（0.5g）
- 黒こしょう……少量
- ゆずの皮……3g

作り方

1. ブロッコリーは小房に分けてゆでる。ハムは細切りにする。
2. スパゲティはたっぷりの熱湯で好みのかたさにゆで、ざるにあげて、湯をきる。
3. フライパンにオリーブ油、**1**、赤とうがらしを入れて熱し、塩とこしょうをふり、**2**を加えてさっと混ぜる。
4. 仕上げにせん切りのゆずの皮を加えて混ぜ、器に盛る。

湯葉と水菜のうどん

湯葉の食感が新鮮な一杯。七味とうがらしは少量で。

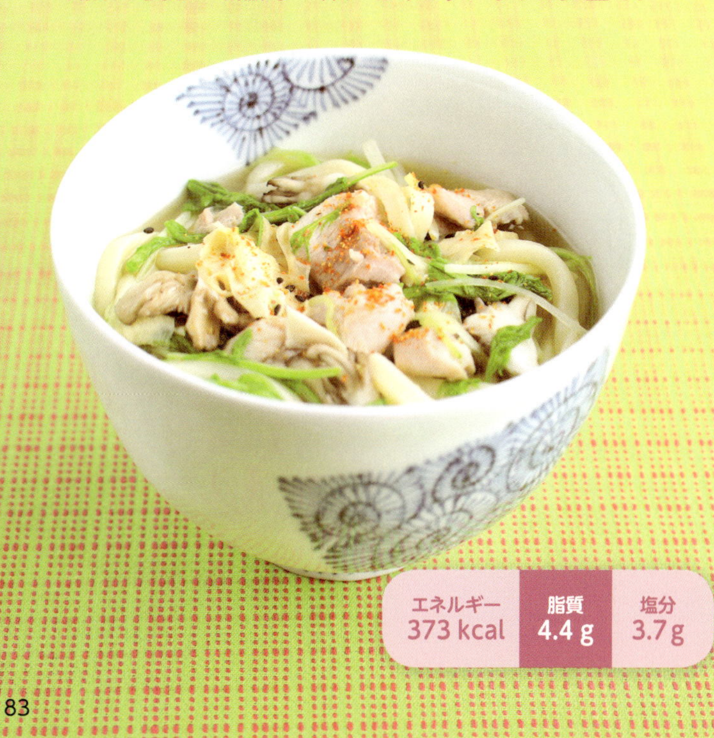

エネルギー	脂質	塩分
373 kcal	4.4 g	3.7 g

材料（1人分）

- ゆでうどん……250g
- 干し湯葉……6g
- 水菜……50g
- 鶏もも肉……40g
- まいたけ……10g
- ⓐ
  - カツオこんぶだし……1カップ（200ml）
  - みりん……小さじ5/6（5g）
  - しょうゆ……小さじ5/6（5g）
  - 塩……小さじ1/3（2g）
  - 酒……小さじ3/5（3g）
- 七味とうがらし……少量

作り方

1. 湯葉は水をくぐらせてもどし、ちぎって水けをきる。水菜は5cm長さに切る。
2. 鶏肉は一口大のそぎ切りに、まいたけは食べやすい大きさに切る。
3. なべにⓐを煮立てる。**2**を入れて5分煮て、アクを除く。
4. **3**にうどんを加えてほぐし、再び煮立ったら**1**を加えてひと煮し、器に盛る。好みで七味とうがらしをふる。

バランスのよい

お弁当

肉団子は、オーブントースターで焼くからヘルシー。
野菜はゆでるだけにすると脂質がさらにダウン！

肉団子弁当

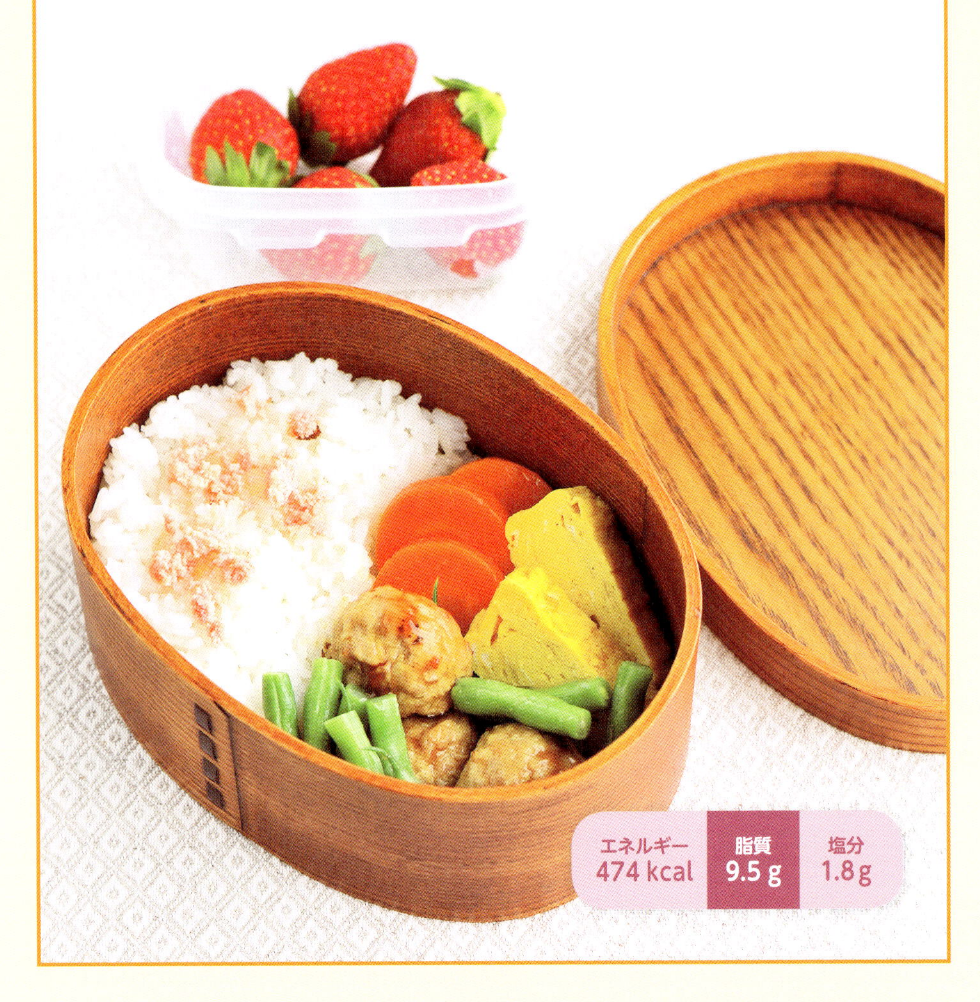

エネルギー	脂質	塩分
474 kcal	9.5 g	1.8 g

COLUMN

働きながらの食事制限。昼食は「手作りお弁当」だとベストです。

外食のお昼ごはんは、どうしても高エネルギー、高脂質になりがちです。こんなお弁当が用意できると理想的です。
前日のおかずを残しておいたり、休日に常備のおかずを作っておいたり、お弁当作りのリズムをつけると、毎日のお弁当作りもそんなに苦にならなくなります。

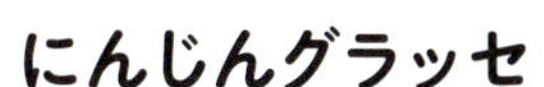

にんじんグラッセ

材料（1人分）

にんじん……20g
オリーブ油……小さじ1/4(1g)
ａ［水……適宜
　砂糖……小さじ1/3(1g)
　塩……少量(0.1g)］

作り方

1 にんじんは皮をむき、輪切りにして、ゆでる。
2 フライパンにオリーブ油を入れ、1とａを加え、汁けがなくなるまでいため煮にする。

エネルギー	脂質	塩分
20kcal	1.0g	0.1g

焼きタラコ

材料（1人分）

タラコ……5g

作り方

1 タラコは焼いてから、ごはんの上に散らす。

エネルギー	脂質	塩分
9kcal	0.3g	0.3g

いんげんのソテー

材料（1人分）

さやいんげん……3本(20g)
オリーブ油……小さじ1/4(1g)
塩……少量(0.1g)
こしょう……少量

作り方

1 さやいんげんは筋を除いて、3cm長さに切り、ゆでる。
2 フライパンにオリーブ油を熱し、1を加え、塩とこしょうをふってソテーする。

エネルギー	脂質	塩分
14kcal	1.0g	0.1g

卵焼き

材料（1人分）

卵……1/2個(25g)
ａ［カツオだし……小さじ3/5(3mℓ)
　砂糖……小さじ1/3(1g)
　塩……ミニスプーン1/12(0.1g)
　酒……小さじ1/3(1g)
　うす口しょうゆ……小さじ1/6(1g)］
サラダ油……小さじ1/4(1g)

※卵焼きは材料全てを4倍にして作り、8等分に切っています。

作り方

1 とき卵にａを加え、よくかき混ぜる。
2 フライパンに薄く油を引き、1を3～4回に分けて入れて、巻きながら焼く。

エネルギー	脂質	塩分
53kcal	3.6g	0.4g

肉団子

材料（1人分）

豚ひき肉（赤身）……50g
卵……1/5個(10g)
ねぎ……10cm(10g)
しょうが……1/4かけ(3g)
塩……ミニスプーン1/4(0.3g)
ａ［カツオだし……大さじ4(60mℓ)
　しょうゆ……小さじ1/2(3g)
　酒……小さじ3/5(3g)
　酢……小さじ2/5(2g)
　砂糖……小さじ1(3g)］
［かたくり粉……小さじ2/3(2g)
　水……小さじ4/5(4g)］

作り方

1 ねぎはみじん切りにする。しょうがはすりおろして汁を搾る。
2 豚ひき肉に卵、1、塩を加えてよく混ぜ合わせ、3等分して丸める。
3 オーブントースターにアルミホイルを敷き、2を5分ほど焼く。
4 なべにａを煮立たせ、3を加え、団子に火が通ったら、水ときかたくり粉を入れ、とろみをからませる。

エネルギー	脂質	塩分
106kcal	3.0g	0.9g

いちご

材料（1人分）

いちご……5個(60g)

エネルギー	脂質	塩分
20kcal	0.1g	0g

ごはん

材料（1人分）

ごはん……150g

エネルギー	脂質	塩分
252kcal	0.5g	0g

カジキは低脂質なので、積極的にとりたい魚。
ヨーグルトソースの酸味がさっぱりとした一皿。

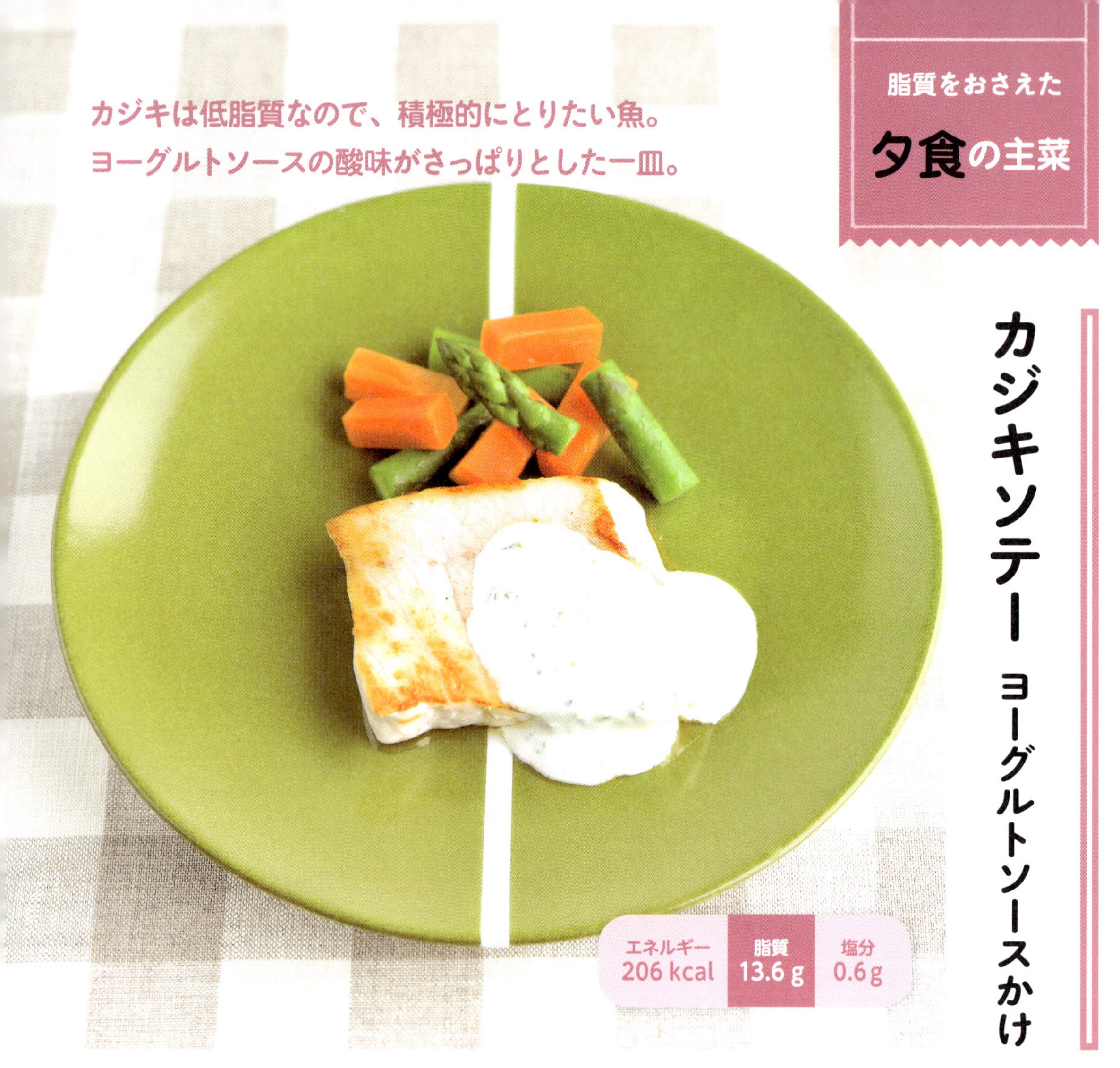

カジキソテー ヨーグルトソースかけ

エネルギー	脂質	塩分
206 kcal	13.6 g	0.6 g

材料（1人分）

- カジキ（切り身）……1切れ(80g)
- 塩……ミニスプーン1/4(0.3g)
- こしょう……少量
- アスパラガス……1本(20g)
- にんじん……15g
- オリーブ油……小さじ3/4(3g)
- 有塩バター……小さじ1/4(1g)
- ⓐ プレーンヨーグルト（無脂肪）……20g
- ⓐ マヨネーズ……小さじ1 1/4(5g)
- ⓐ パセリのみじん切り……少量

作り方

1. カジキは塩とこしょうをふる。
2. アスパラガスは3cm長さに、にんじんは3cm長さの棒状に切り、いっしょにゆでる。
3. フライパンにオリーブ油を熱し、カジキを両面焼いて火を通し、皿に盛る。
4. 同じフライパンで**2**をいため、バターを加えて風味をつけ、**3**に添える。
5. ⓐを混ぜ合わせてヨーグルトソースを作り、カジキにかける。

POINT

手作りソースでアレンジ！

低脂質な肉や魚は、味が淡泊に感じてしまうので、ソースのバリエーションを増やしてアレンジしてみましょう。

生ザケと野菜の南蛮漬け

パリッと焼けたサケの皮が香ばしい。
甘酢液は熱いうちにサッとかけるのがポイント。

材料（1人分）

- 生ザケ（切り身）……1切れ(80g)
- 塩……ミニスプーン1/4(0.3g)
- こしょう……少量
- 小麦粉……小さじ2 1/3(8g)
- オリーブ油……小さじ3/4(3g)
- かぶ……小1/2個(20g)
- カリフラワー……1/4株(30g)
- ブロッコリー……1/4株(20g)
- ⓐ りんご酢……25g
- ⓐ 砂糖……小さじ2 2/3(8g)
- ⓐ 塩……ミニスプーン5/6(1g)
- ⓐ とうがらしの小口切り……少量

作り方

1 サケは3等分に切って、塩をふって10分ほどおく。

2 1の汁けをふき、こしょうをふって、小麦粉をまぶす。

3 フライパンにオリーブ油を薄く引き、2をこんがりと焼いて火を通す。

4 かぶは皮をむき、3等分にくし形に切る。カリフラワーは小房に分け、それぞれさっとゆでる。

5 ⓐを合わせて甘酢を作り、4を漬ける。

6 ブロッコリーは小房に分け、ゆでる。

7 皿に3を盛り、5、6をのせる。残った甘酢液を煮立たせ、熱いうちにかける。

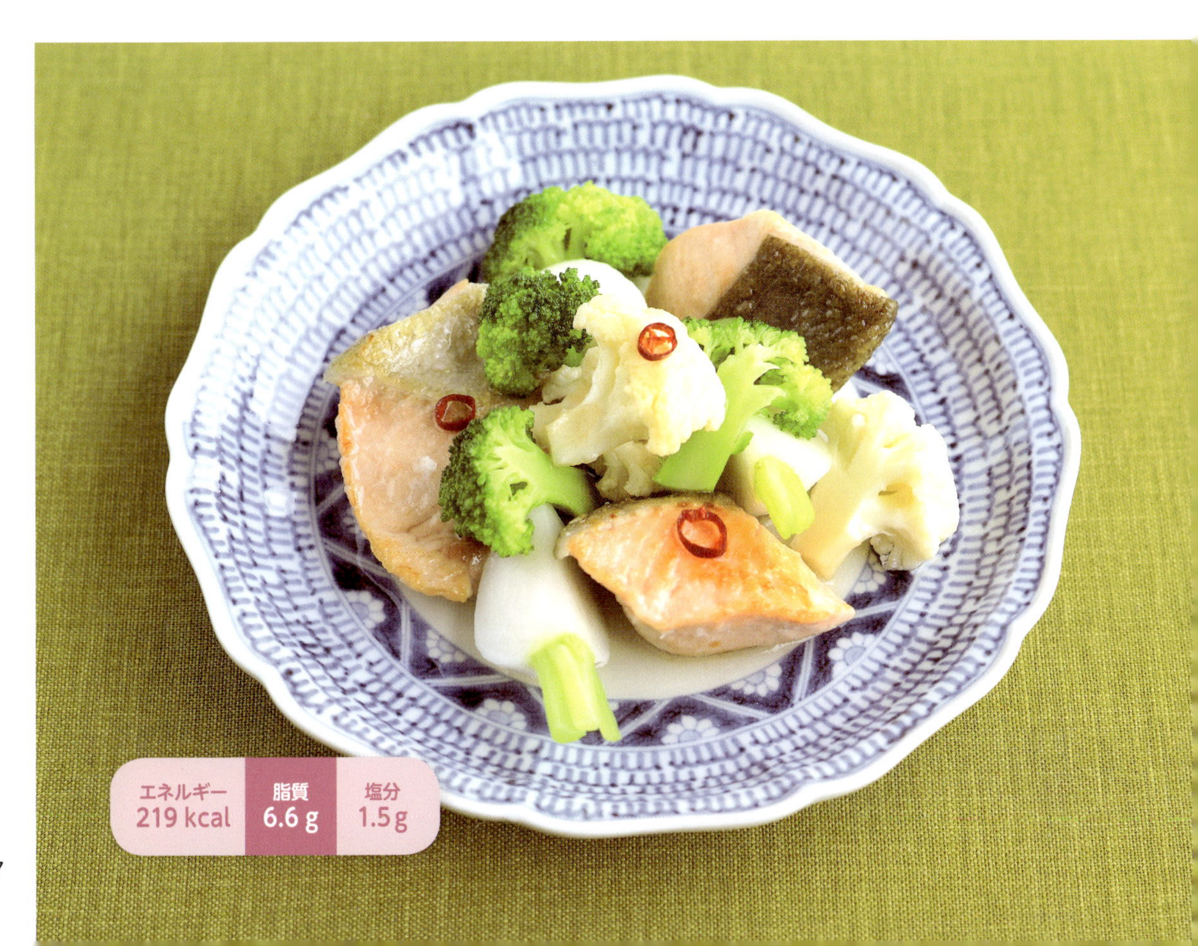

エネルギー	脂質	塩分
219 kcal	6.6 g	1.5 g

脂質をおさえた
夕食の主菜

食欲がないときにおすすめのさっぱりゆで豚。
添え物の野菜もたっぷり食べられます。

ゆで豚おろし大根ソース 生野菜添え

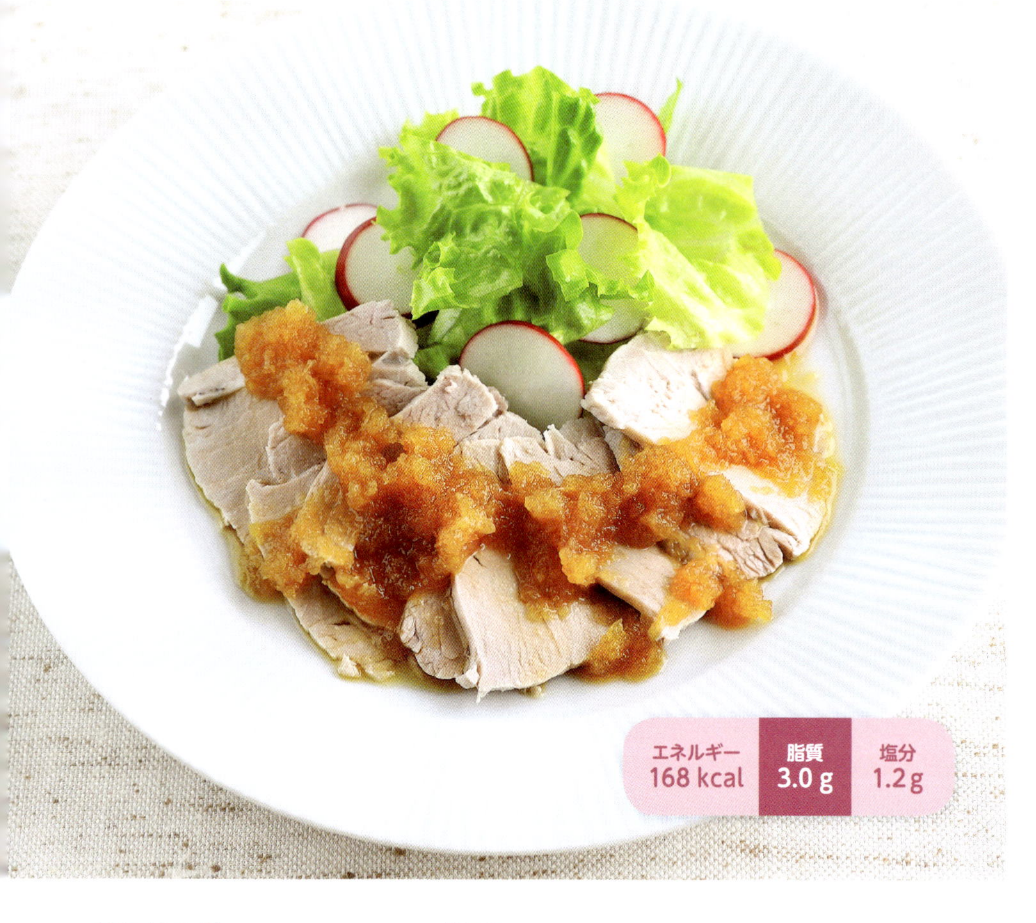

エネルギー	脂質	塩分
168 kcal	3.0 g	1.2 g

材料（1人分）

豚もも肉（ブロック）………… 80g
ねぎ ……………………… 1/2本（50g）
しょうが……………………… 10g
大根 …………………… 1.5㎝（50g）
ⓐ はちみつ……… 大さじ1/2弱（10g）
ⓐ すだちの搾り汁… 小さじ1 1/5（8g）
ⓐ しょうゆ………… 小さじ1 1/3（8g）
リーフレタス………… 1/4枚（10g）
ラディシュ……………… 1個（10g）

作り方

1 豚肉はねぎとしょうがを入れたたっぷりの水に入れる。強火にかけて、沸騰寸前にアクを除き、弱火にして約30分ゆでて火を消して、そのままさます。
2 1の豚肉を薄く切り、皿に盛り、食べやすくちぎったリーフレタス、薄切りのラディシュを添える。
3 大根は皮をむいてすりおろし、軽く汁けを絞る。ⓐと混ぜ合わせてソースを作り、ゆで豚にかける。

POINT

添え物をかえて
もやしやえのきたけなどを、さっとゆでて添えても、大根ソースにぴったり。おいしくいただけます。

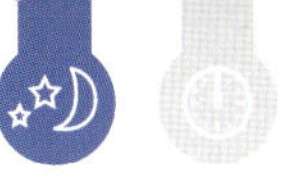

和風大豆ハンバーグ ポテトサラダ添え

脂質が気になるハンバーグも、「畑の肉、大豆」を混ぜ込めば、肉が少なくても、満足のいくボリュームに！

材料（1人分）

- 牛ひき肉（赤身）……30g
- 豚ひき肉（赤身）……30g
- ゆで大豆……20g
- 卵……1/5個(10g)
- ねぎ……10cm(10g)
- 塩……ミニスプーン1/4(0.3g)
- こしょう……少量
- サラダ油……小さじ1/2(2g)
- しょうゆ……小さじ1(6g)
- みりん……小さじ1 1/3(6g)
- しそ……1/2枚(0.5g)
- じゃが芋……50g
- 玉ねぎ……5g
- きゅうり……10g
- 塩……ミニスプーン1/4(0.3g)
- ⓐ マヨネーズ……小さじ3/4(3g)
- ⓐ レモン汁……小さじ1(5g)
- ⓐ こしょう……少量

作り方

1. ボールに牛ひき肉と豚ひき肉を入れ、つぶしたゆで大豆、卵、みじん切りのねぎ、塩、こしょうを加え、よく混ぜ合わせ、小判形に成型する。
2. フライパンに油を熱し、**1**を入れて、中火で両面を色よく焼く。ふたをして2～3分焼いて、中まで火を通す。
3. ふたをとって汁けをとばし、しょうゆとみりんを加えて全体に煮からめる。
4. 皿に盛り、せん切りのしそをのせる。
5. じゃが芋は皮をむき、1cm角に切り、ゆでてざるにあげる。
6. 玉ねぎは薄切りにして、水にさらしてから、水けを絞る。
7. きゅうりは、薄い小口切りにして、塩をふり、しんなりとなったら、水洗いし、水けを絞る。
8. ボールに**5**、**6**、**7**、ⓐを入れ、混ぜ合わせる。
9. **4**に**8**を添える。

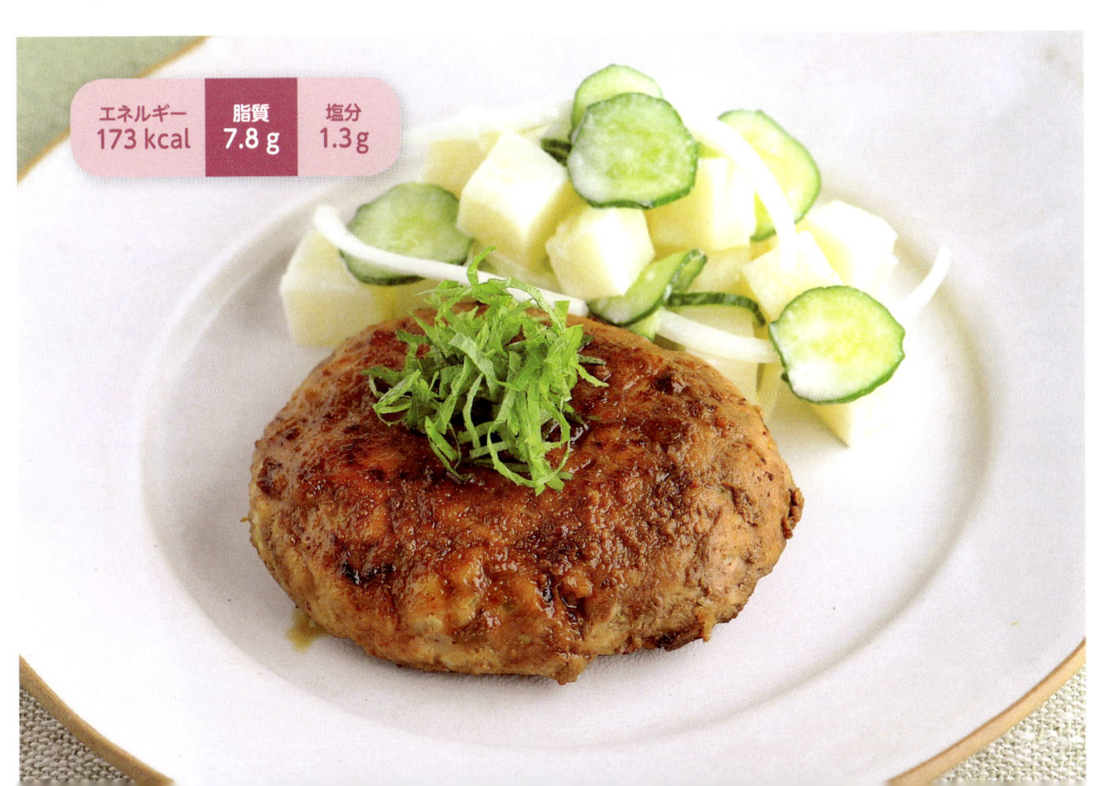

ビタミン・ミネラル
たっぷりの
副菜

食物繊維豊富なしいたけは、優秀な低エネルギー食材。
アスパラはさっとゆでて、食感を残して。

アスパラガスとしいたけの酢の物

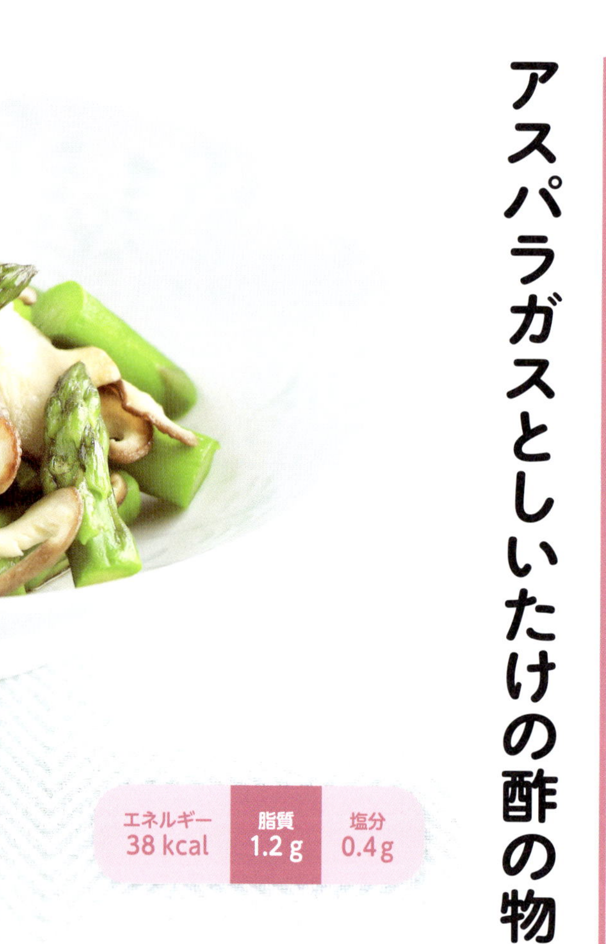

エネルギー	脂質	塩分
38 kcal	1.2 g	0.4 g

材料（1人分）

アスパラガス……………4本(60g)
生しいたけ…………1 1/3個(20g)
ⓐ 酢…………………小さじ1 1/5(6g)
ⓐ カツオだし………小さじ1 1/5(6g)
ⓐ みりん………………小さじ1/2(3g)
ⓐ しょうゆ……………小さじ1/2(3g)
ⓐ 水…………………小さじ1/2(2.5g)
ごま油…………………小さじ1/4(1g)

作り方

1 アスパラガスは3㎝長さに切り、さっとゆでる。
2 しいたけは石づきを除いて薄切りにする。
3 なべにⓐを煮立て、すぐに漉(こ)して、土佐酢を作る。
4 フライパンにごま油を熱し、1と2をいためる。
5 器に盛り、3をかける。

春菊のナムル

春菊としめじの食感と、ごまの風味が食欲アップ！

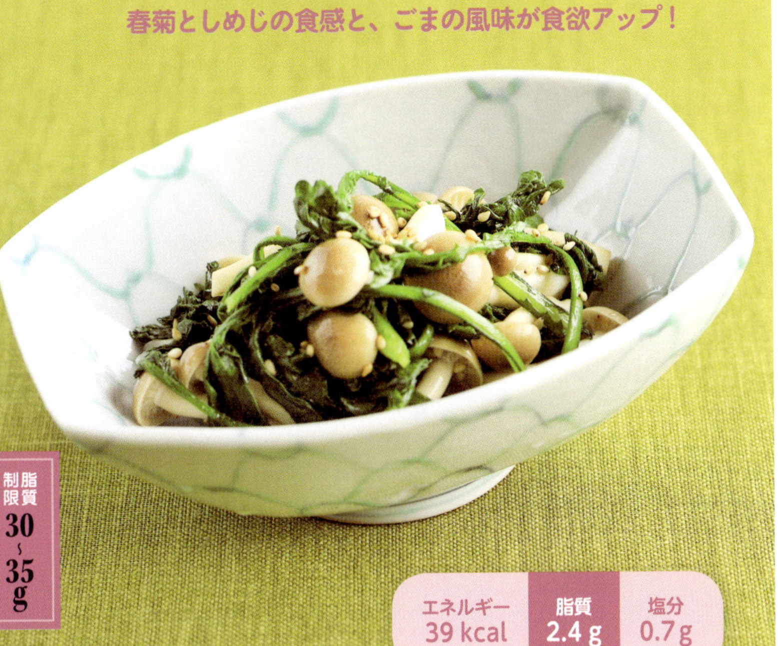

エネルギー	脂質	塩分
39 kcal	2.4 g	0.7 g

材料（1人分）

春菊……1/4束(50g)
しめじ……1/4パック(20g)
ａ しょうゆ……小さじ2/3(4g)
ａ ごま油……小さじ1/4(1g)
ａ いり白ごま……小さじ2/3(2g)

作り方

1 春菊は根元のかたい部分を除き、3cm長さに切ってさっとゆでる。
2 しめじは石づきを除き、ほぐしてさっとゆでる。
3 ボールに**1**、**2**を入れて、ａであえる。

ほうれん草のピーナッツあえ

ほうれん草の苦味にピーナッツバターのこくをプラス。

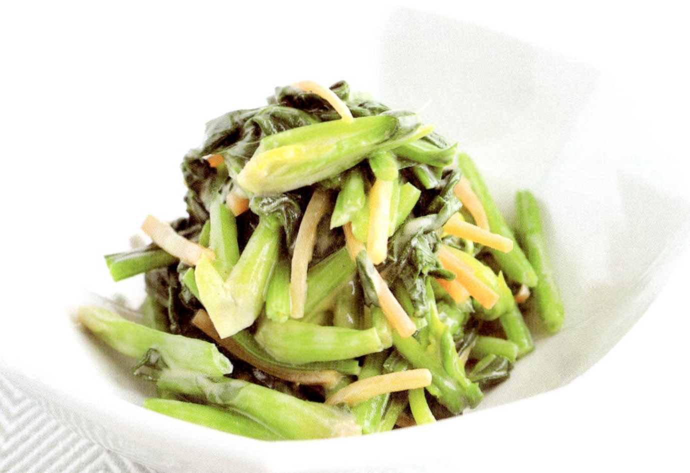

エネルギー	脂質	塩分
88 kcal	4.6 g	0.9 g

材料（1人分）

ほうれん草……4株(70g)
にんじん……10g
ピーナッツバター……8g
白みそ……小さじ1 1/3(8g)
しょうゆ……小さじ1/3(2g)

作り方

1 ほうれん草はゆでて3cm長さに切る。
2 にんじんは皮をむき、3cm長さのせん切りにし、さっとゆでる。
3 なべにピーナッツバターと白みそを入れて弱火にかけ、混ぜ合わさったら火から下ろす。
4 **1**、**2**としょうゆを**3**に入れてよく混ぜ合わせる。

食物繊維がとれる

副菜

ラタトゥイユ

電子レンジでできる時短ラタトゥイユ。
かぼちゃには、β-カロテンとビタミンCが豊富。

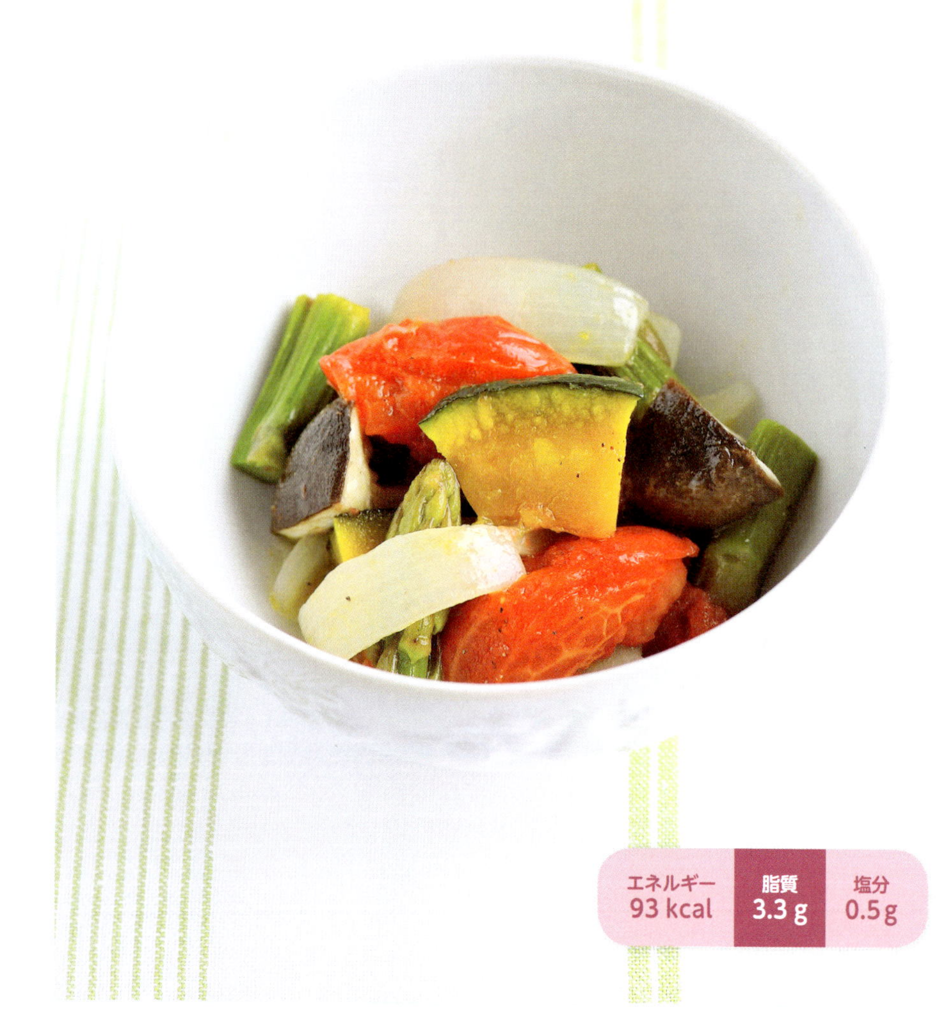

エネルギー	脂質	塩分
93 kcal	3.3 g	0.5g

材料（1人分）

かぼちゃ……40g
玉ねぎ……1/6個(30g)
アスパラガス……1 1/3本(20g)
トマト……1/6個(30g)
生しいたけ……1個(10g)
にんにく……4g
ⓐ 塩……ミニスプーン1/2弱(0.5g)
ⓐ こしょう……少量
ⓐ オリーブ油……小さじ3/4(3g)

作り方

1 かぼちゃは種を除いて一口大（皮ごと）に、玉ねぎはくし形に切る。アスパラガスは根元の部分を切り落とし、3～4㎝長さに切る。トマトはヘタを除いて一口大に切り、しいたけは4等分に切る。にんにくはたたいてつぶす。

2 耐熱ボールに1を入れ、ⓐをふりかけ、ラップをして、電子レンジで7～10分加熱する。

ひじきと大豆の煮物

ひじきは鉄と食物繊維が豊富な乾物。
煮汁をしっかりしみ込ませた煮物は、ごはんに合うおいしい副菜。

材料（1人分）

ひじき（乾）…………4g
干ししいたけ…………1/2個(1g)
大豆水煮缶詰め…………10g
にんじん…………5g
サラダ油…………小さじ1/4(1g)
ⓐ
- カツオだし…………2/5カップ(80mℓ)
- 砂糖…………小さじ2/3(2g)
- 酒…………小さじ1(5g)
- しょうゆ…………小さじ1 1/3(4g)

作り方

1 ひじきは洗って水でもどす。
2 干ししいたけも水でもどし、軸を除いて細切りにする。
3 大豆はざるにあげて汁けをきる。
4 にんじんは細切りにする。
5 なべに油を熱し、1、2、3、4を加えていため合わせる。ⓐを加えて煮立ったら弱火で15分ぐらい煮て、最後に煮汁をからめるように煮る。

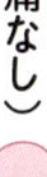

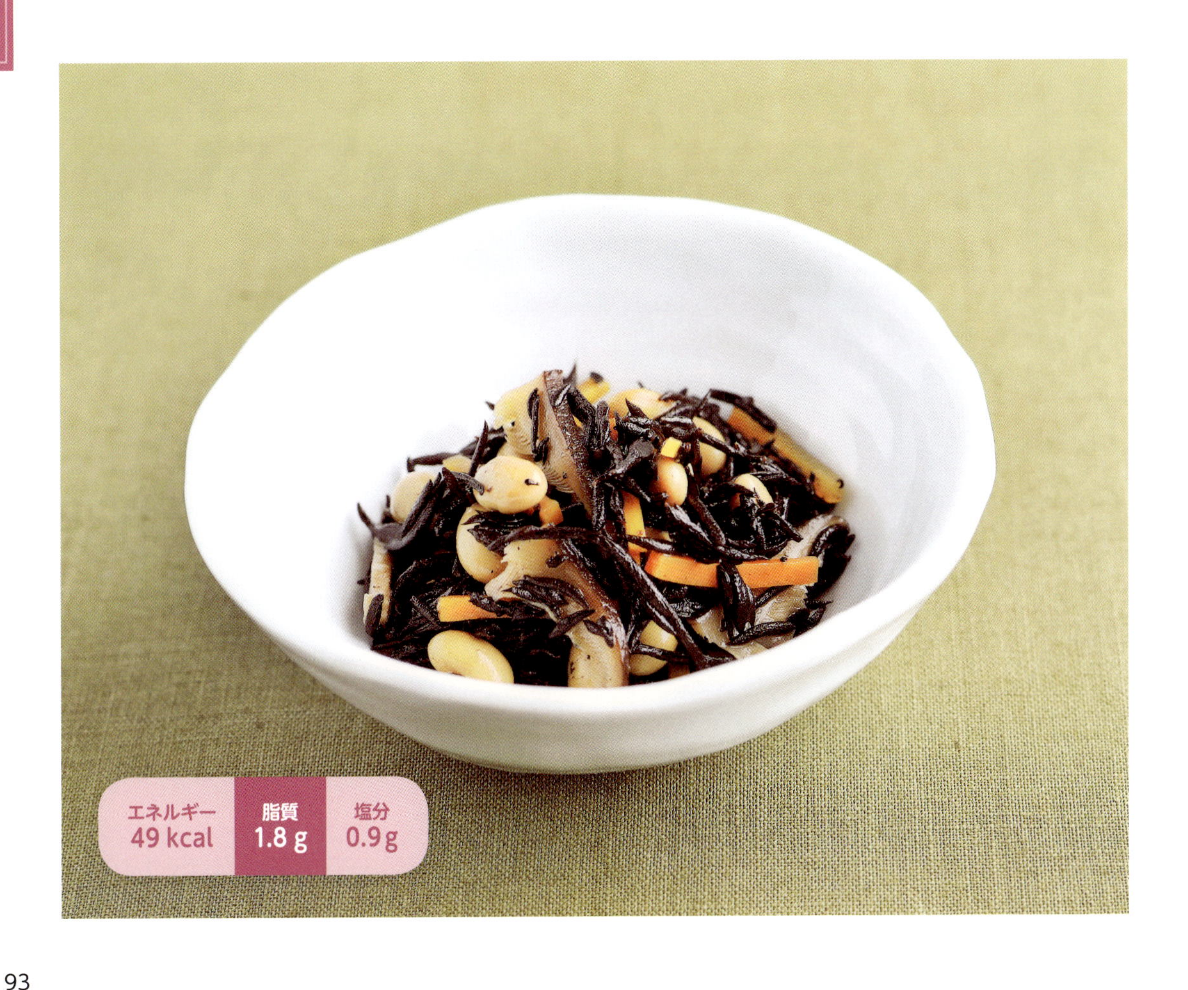

脂質30～35g（1800kcal以下）制限の一日の献立組み合わせ例

自由に組みかえよう！

組み合わせ例1

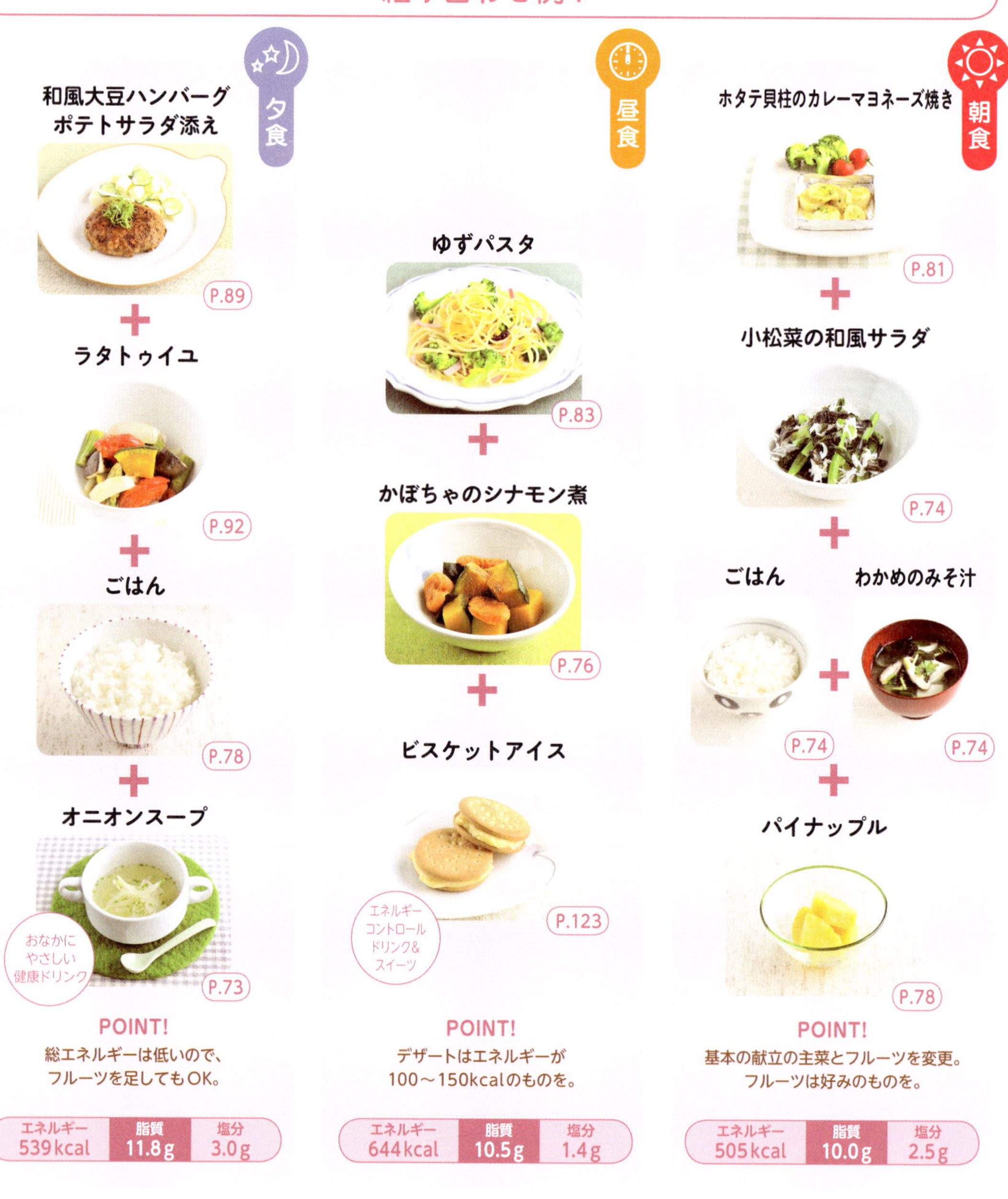

朝食

ホタテ貝柱のカレーマヨネーズ焼き P.81
＋
小松菜の和風サラダ P.74
＋
ごはん P.74 ＋ わかめのみそ汁 P.74
＋
パイナップル P.78

POINT!
基本の献立の主菜とフルーツを変更。
フルーツは好みのものを。

エネルギー	脂質	塩分
505kcal	10.0g	2.5g

昼食

ゆずパスタ P.83
＋
かぼちゃのシナモン煮 P.76
＋
ビスケットアイス P.123（エネルギーコントロールドリンク&スイーツ）

POINT!
デザートはエネルギーが
100～150kcalのものを。

エネルギー	脂質	塩分
644kcal	10.5g	1.4g

夕食

和風大豆ハンバーグ ポテトサラダ添え P.89
＋
ラタトゥイユ P.92
＋
ごはん P.78
＋
オニオンスープ P.73（おなかにやさしい健康ドリンク）

POINT!
総エネルギーは低いので、
フルーツを足してもOK。

エネルギー	脂質	塩分
539kcal	11.8g	3.0g

一日合計	エネルギー 1688kcal	脂質 32.3g	塩分 6.9g

摂取エネルギーは通常の食事に近づきますが、脂質の量はまだ制限がある食事です。エネルギーは高くても脂質が少ない献立をじょうずに組み合わせましょう。

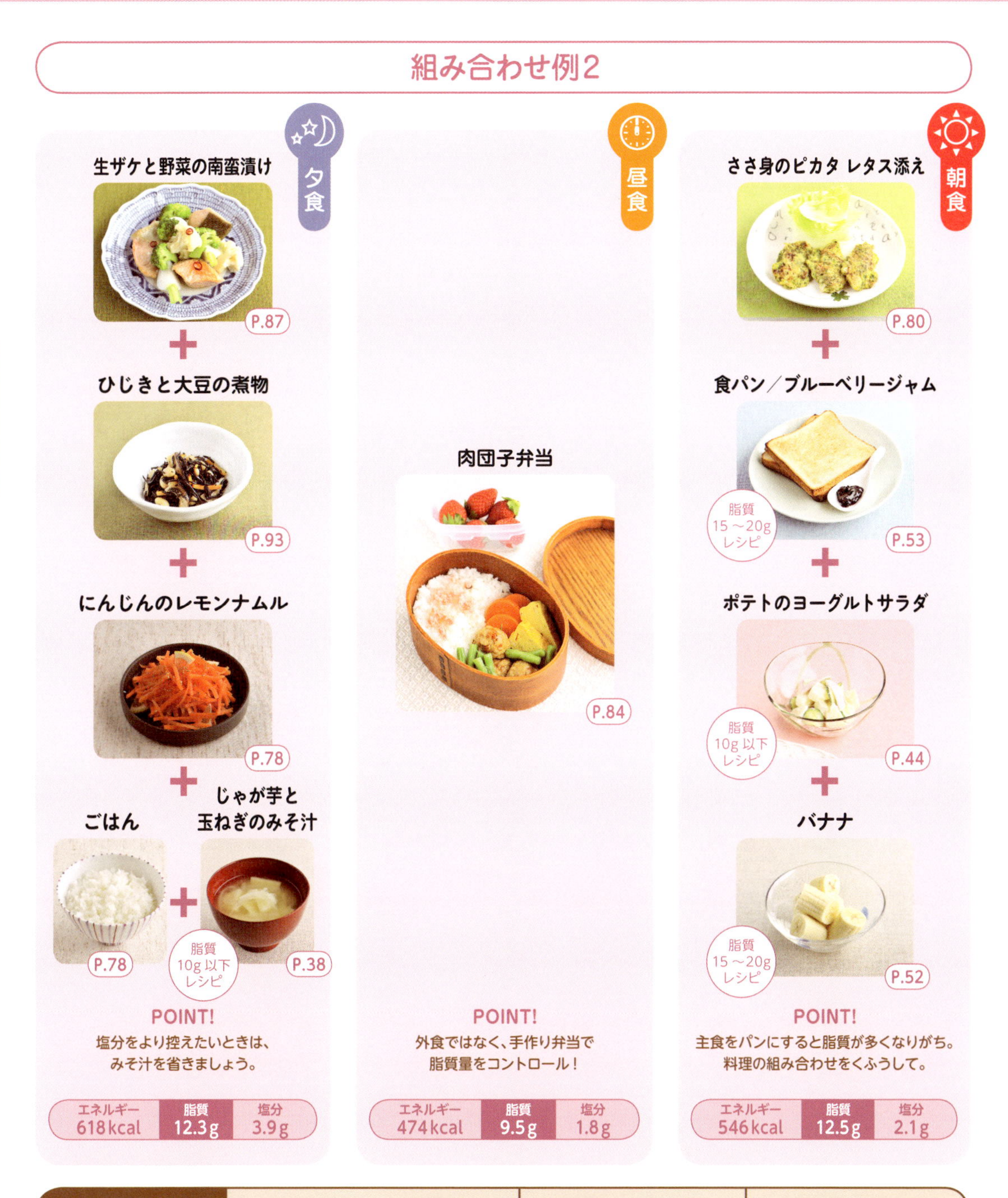
組み合わせ例2
朝食
ささ身のピカタ レタス添え
P.80
食パン／ブルーベリージャム
脂質 15～20g レシピ
P.53
ポテトのヨーグルトサラダ
脂質 10g 以下 レシピ
P.44
バナナ
脂質 15～20g レシピ
P.52
POINT!
主食をパンにすると脂質が多くなりがち。料理の組み合わせをくふうして。
エネルギー 546kcal
脂質 12.5g
塩分 2.1g
昼食
肉団子弁当
P.84
POINT!
外食ではなく、手作り弁当で脂質量をコントロール！
エネルギー 474kcal
脂質 9.5g
塩分 1.8g
夕食
生ザケと野菜の南蛮漬け
P.87
ひじきと大豆の煮物
P.93
にんじんのレモンナムル
P.78
ごはん
P.78
じゃが芋と玉ねぎのみそ汁
脂質 10g 以下 レシピ
P.38
POINT!
塩分をより控えたいときは、みそ汁を省きましょう。
エネルギー 618kcal
脂質 12.3g
塩分 3.9g

一日合計	エネルギー 1638kcal	脂質 34.3g	塩分 7.8g

脂質 40~60g 制限

STEP 4

1800 kcal

- 急性膵炎 安定期3
- 慢性膵炎 腹痛なし
- 急性胆のう炎 無症状期
- 慢性胆のう炎 無症状期
- 胆石 安定期

STEP 4の段階になれば、ほとんど健康な人の食事と変わりません。肉や魚などのたんぱく質もきちんと食べて、バランスよく、腹八分目の量をキープしていくことがたいせつです。

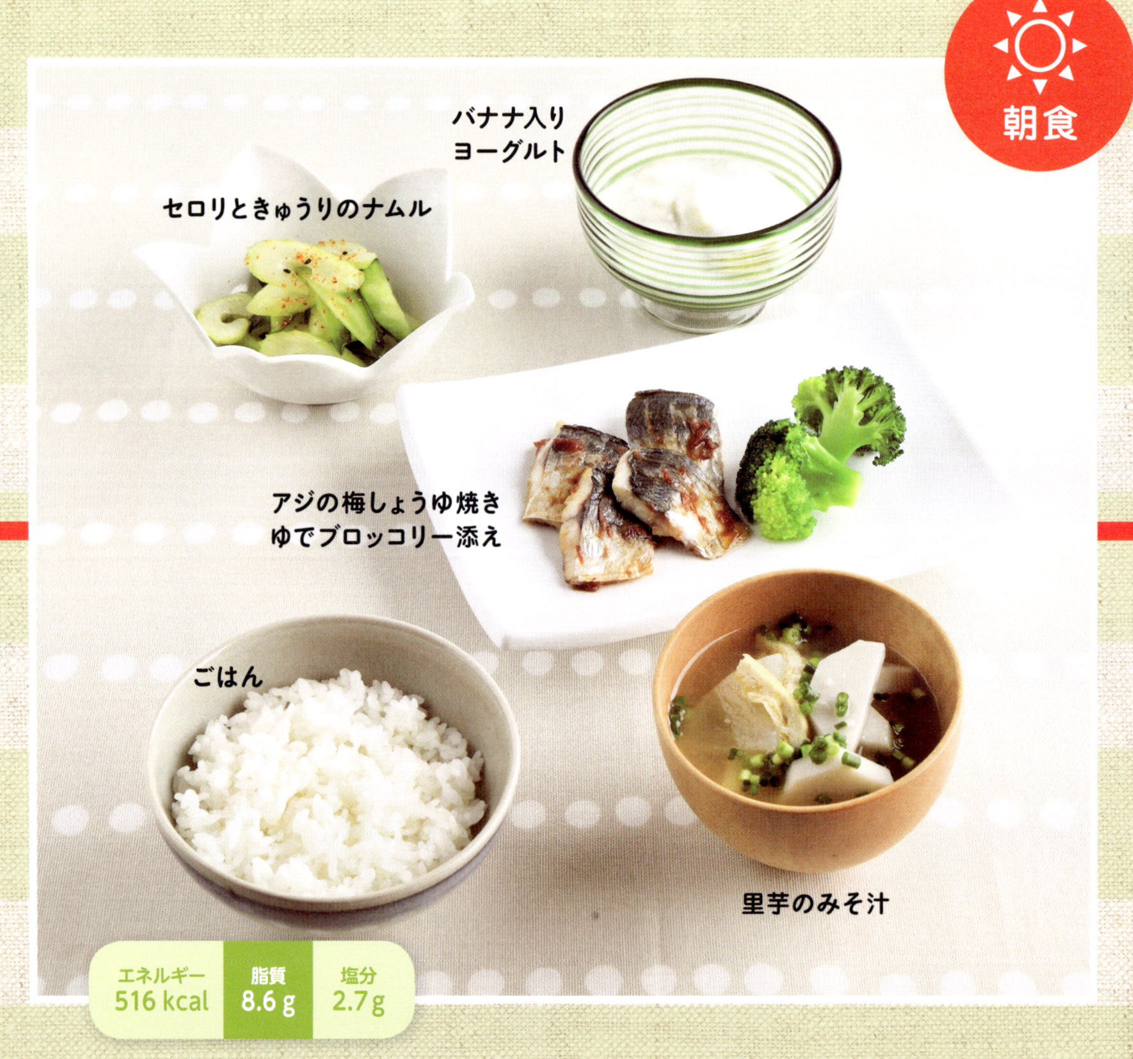

朝食
バナナ入り
ヨーグルト
セロリときゅうりのナムル
アジの梅しょうゆ焼き
ゆでブロッコリー添え
ごはん
里芋のみそ汁

エネルギー	脂質	塩分
516 kcal	8.6 g	2.7 g

里芋のみそ汁

材料（1人分）

里芋……1個(40g)
大根……1cm(10g)
油揚げ……5g
煮干しだし……3/4カップ(150mℓ)
みそ……小さじ1 1/3(8g)
小ねぎ……3g

作り方

1 里芋は皮をむき、5mm厚さの半月切りに、大根は皮をむき、いちょう切りにする。
2 油揚げは5mm幅の短冊切りにする。
3 なべにだし、1、2を入れて火にかけ、里芋がやわらかくなるまで煮る。
4 3にみそをとき入れ、ひと煮立ちしたら器に盛り、小口に切った小ねぎを散らす。

エネルギー	脂質	塩分
62kcal	2.3g	1.1g

セロリときゅうりのナムル

材料（1人分）

セロリ……1/3本(25g)
きゅうり……1/4本(25g)
塩……ミニスプーン1/4(0.3g)
砂糖……小さじ1/3(1g)
ごま油……小さじ1/4(1g)
七味とうがらし……少量

作り方

1 セロリは皮をむき、5mm幅の斜め切り、きゅうりは縦半分に切り、5mm幅の斜め切りにする。
2 ボールに1を入れ、塩をふり、しんなりとなったら、汁けを絞る。
3 2を砂糖とごま油であえて器に盛り、好みで七味とうがらしをふる。

エネルギー	脂質	塩分
20kcal	1.1g	0.3g

アジの梅しょうゆ焼き
ゆでブロッコリー添え

材料（1人分）

アジ（3枚におろしたもの）
……1尾分(60g)
梅干し……4g
しょうゆ……小さじ1/6(1g)
みりん……小さじ1/2(3g)
ブロッコリー……20g

作り方

1 梅干しは種を除いて、細かくたたき、しょうゆとみりんと混ぜ合わせる。
2 アジは3～4cmのそぎ切りにし、表面に切り込みを数本入れ、1をからめて約10分おく。
3 グリルまたはオーブントースターで両面をこんがりと焼く。
4 皿に盛り、ゆでたブロッコリーを添える。

エネルギー	脂質	塩分
89kcal	2.2g	1.2g

バナナ入りヨーグルト

材料（1人分）

プレーンヨーグルト（無脂肪）
……80g
バナナ……50g

作り方

1 バナナは1cm厚さの輪切りにする。
2 器に1を盛りつけ、ヨーグルトをかける。

エネルギー	脂質	塩分
93kcal	2.5g	0.1g

ごはん

材料（1人分）

ごはん……150g

エネルギー	脂質	塩分
252kcal	0.5g	0g

昼食

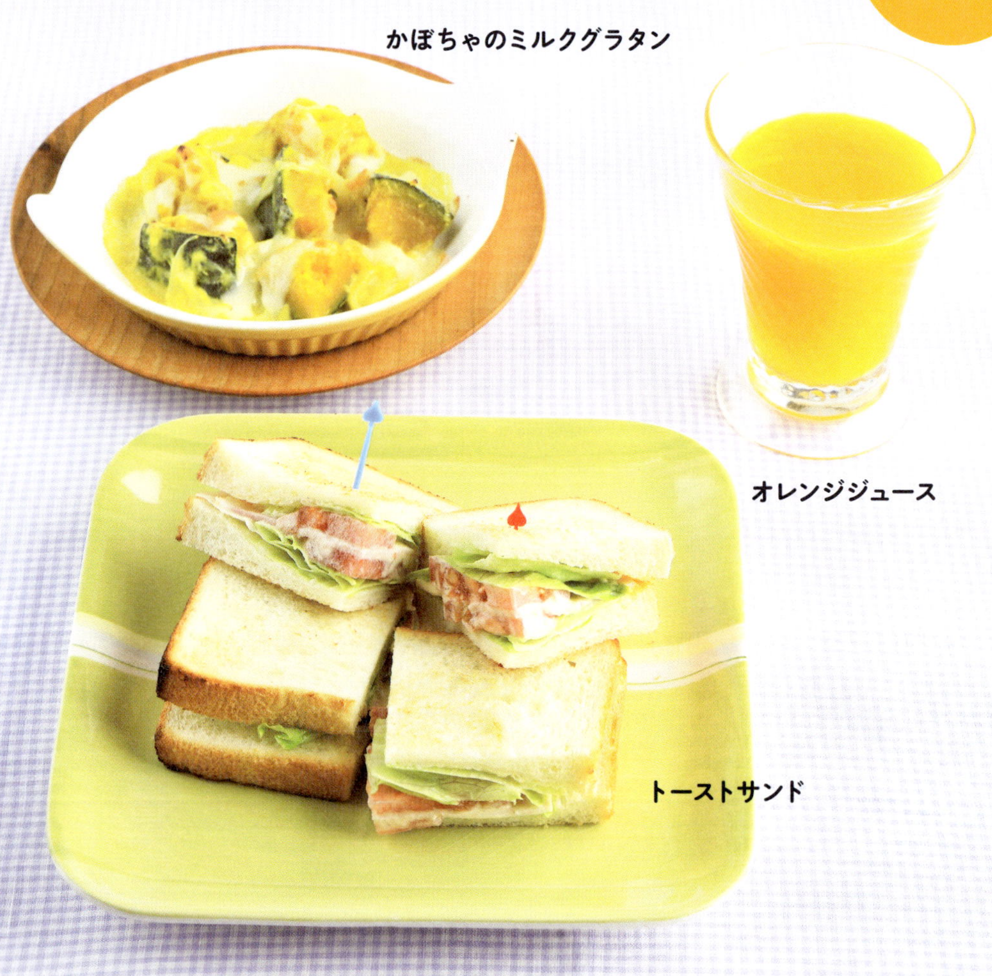
かぼちゃのミルクグラタン
オレンジジュース
トーストサンド

エネルギー	脂質	塩分
638 kcal	23.3 g	2.6 g

かぼちゃのミルクグラタン

材料（1人分）

かぼちゃ……80g
玉ねぎ……1/8個(20g)
牛乳……2/5カップ(80mℓ)
水……大さじ1 1/3(20mℓ)
こしょう……少量
とけるチーズ……15g

作り方

1 かぼちゃは種を除き、2cm角に切ってラップで包み、電子レンジで2分加熱して少しやわらかくする。
2 なべに**1**のかぼちゃ、薄切りの玉ねぎ、牛乳、水を入れて火にかける。煮立ったらこしょうをふり、ふたをせずに、かぼちゃがやわらかくなるまで煮る。水分が多いときは、少し煮詰める。
3 **2**をグラタン皿に移し、とけるチーズを散らしてオーブントースターで5分焼く。

エネルギー	脂質	塩分
185kcal	7.2g	0.5g

オレンジジュース

材料

オレンジジュース……180g

エネルギー	脂質	塩分
76kcal	0g	0g

トーストサンド

材料（1人分）

食パン……8枚切り2枚(90g)
有塩バター……小さじ1 1/2(6g)
レタス……10g
トマト……20g
ロースハム……2枚(20g)
マヨネーズ……小さじ1 1/2(6g)
練りマスタード……5g

作り方

1 食パン2枚はトーストして、それぞれ片面にバターを塗る。
2 レタスは洗って水けをふき、トマトは5mm幅にスライスする。
3 **1**のパンの1枚に、半量のレタスとトマトをのせ、マヨネーズとマスタードを混ぜたものを半量塗る。さらに、ハムをのせ、残りのマヨネーズとマスタードを塗り、残りのトマト、レタスをのせて、もう1枚のパンではさむ。
4 **3**を食べやすく、4等分に切る。

エネルギー	脂質	塩分
377kcal	16.1g	2.1g

COLUMN

パン食のときには、つけるバターなどの量に気をつけて

和食が健康的な食事であるという評価は、「和食」が世界遺産に選定されてからますます世界に知れ渡ってきました。
食事療法中の食事として和食はおすすめですが、ときには変化をつけて、パン食やパスタなどをじょうずにとり入れて、食生活を豊かに楽しみたいものです。
パン食の場合、私たち日本人はバターをつけたり、ジャムをつけたりして、余分な脂質や糖分を主食といっしょにとってしまいがちです。
このサンドイッチのように、バターをつけるとしても、量に注意してつけましょう。ホテルなどでトーストに添えられている小さいバターが、ふつう8gです。脂質制限があるときは、1食に全部は使わず、⅓ほど残すようにしましょう。

夕食

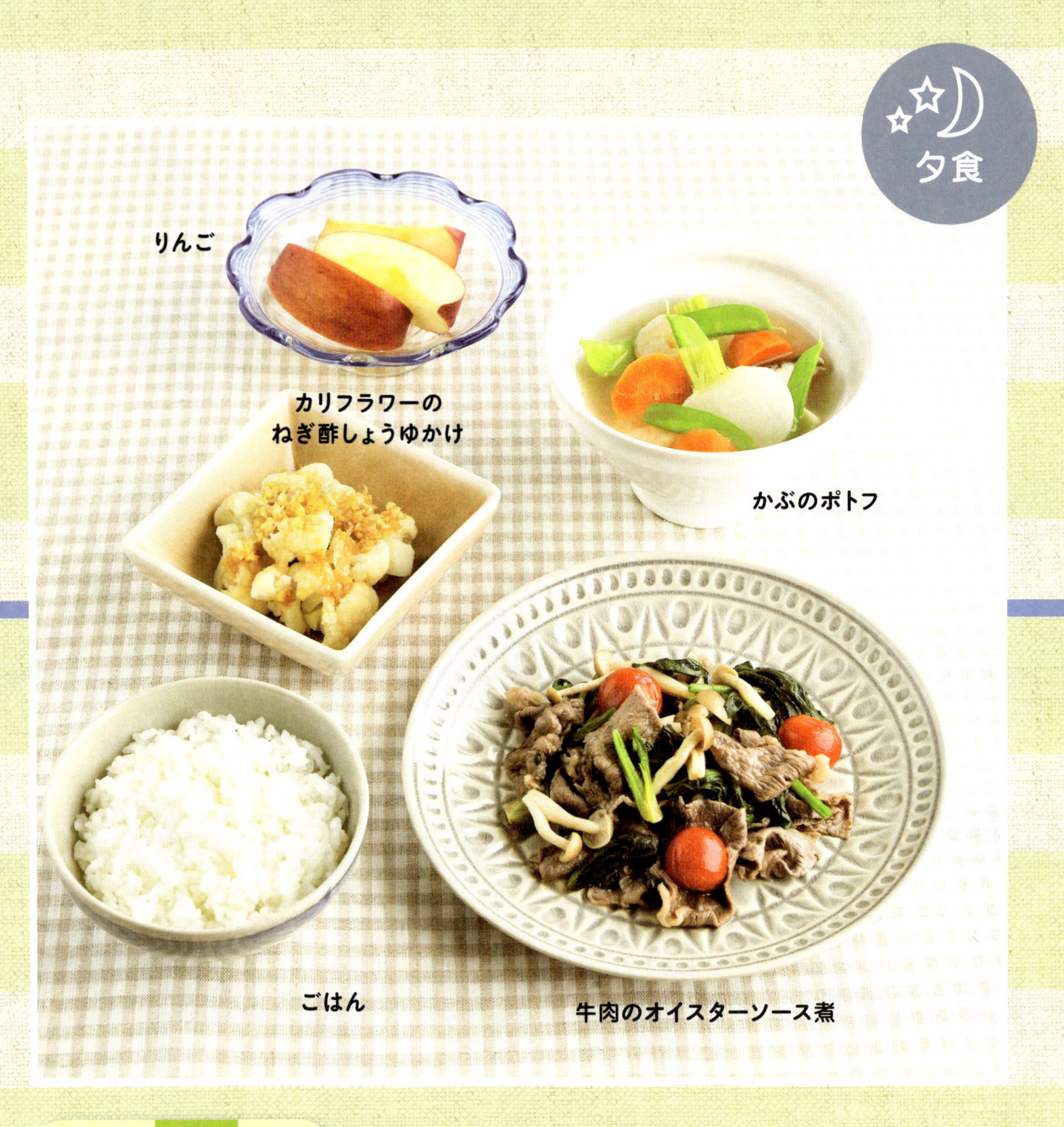
りんご
カリフラワーの
ねぎ酢しょうゆかけ
かぶのポトフ
ごはん
牛肉のオイスターソース煮

エネルギー	脂質	塩分
612 kcal	15.5 g	2.6 g

一日合計

エネルギー	脂質	塩分
1766 kcal	47.4 g	7.9 g

カリフラワーのねぎ酢しょうゆかけ

材料（1人分）

カリフラワー……1/6株(50g)
ねぎ……15cm(15g)
しょうゆ……小さじ2/3(4g)
酢……小さじ1 2/5(7g)

作り方

1 カリフラワーは小房に分けてゆで、ざるにあげて湯をきる。
2 ねぎはみじん切りにし、しょうゆ、酢を混ぜ、ドレッシングを作る。
3 器に1を盛り、2をかける。

エネルギー	脂質	塩分
22kcal	0.1g	0.6g

ごはん

材料（1人分）

ごはん……150g

エネルギー	脂質	塩分
252kcal	0.5g	0g

りんご

材料（1人分）

りんご……1/2個(80g)

エネルギー	脂質	塩分
43kcal	0.1g	0g

かぶのポトフ

材料（1人分）

かぶ……1個(70g)
玉ねぎ……1/6個(30g)
にんじん……20g
エリンギ……2/3本(20g)
さやえんどう……5g
むきエビ……3尾(30g)
ⓐ水……3/4カップ(150mℓ)
ⓐ固形コンソメ……1.5g
ⓐロリエ……1/2枚
塩……ミニスプーン1/6(0.2g)
こしょう……少量

作り方

1 かぶは皮をむき、半分に切る。
2 玉ねぎはくし形に切り、にんじん、エリンギは乱切りにする。
3 さやえんどうは筋を除き、さっとゆでる。
4 なべにⓐ、1、2を入れて煮立て、弱火にして、やわらかくなるまで煮る。水洗いをしたむきエビを加え、さらに5分ほど煮て、塩とこしょうで調味する。
5 器に盛り、3を散らす。

エネルギー	脂質	塩分
68kcal	0.4g	1.0g

牛肉のオイスターソース煮

材料（1人分）

牛もも肉……80g
しめじ……1/3パック(25g)
ほうれん草……3株(50g)
ミニトマト……3個(30g)
ⓐ水……1/2カップ(100mℓ)
ⓐしょうがの薄切り……1かけ分
ⓐ顆粒のだし（なるべく塩分の少ないもの）……1g
オイスターソース……小さじ2/3(4g)
こしょう……少量

作り方

1 牛肉は一口大に切り、しめじは石づきを除いてほぐす。
2 ほうれん草はさっとゆでて、4cm長さに切り、ミニトマトはへたを除く。
3 なべにⓐを煮立て、1を加える。
4 肉に火が通ったら、しょうがをとり出し、2を加えてさっと煮て、オイスターソースとこしょうで調味する。

エネルギー	脂質	塩分
227kcal	14.4g	1.0g

バランスのよい
朝食の主菜

淡泊な味の白身魚は、野菜やしょうがとともに
電子レンジで蒸すと、うま味が引き出されます。

サワラのレンジ蒸し

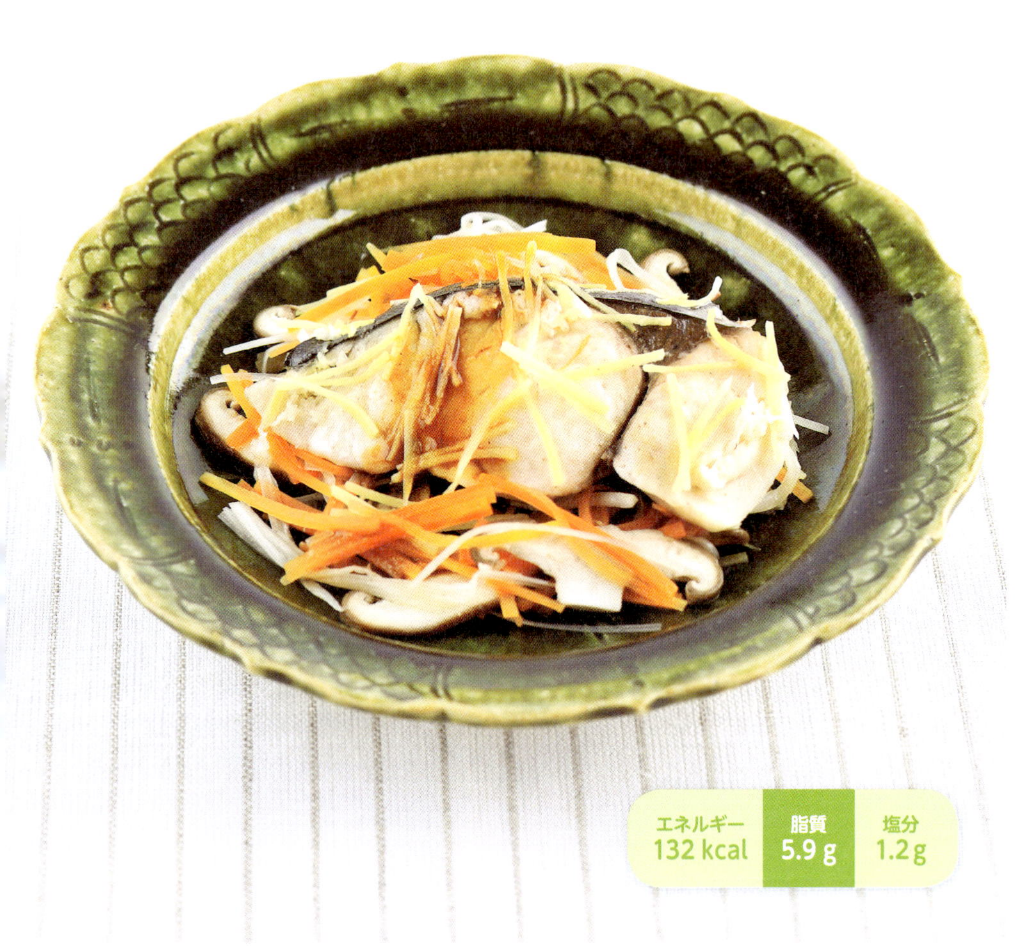

エネルギー	脂質	塩分
132 kcal	5.9 g	1.2 g

材料（1人分）

- サワラ（切り身）……1切れ(60g)
- 塩……ミニスプーン1/4(0.3g)
- こしょう……少量
- にんじん……20g
- ねぎ……8cm(8g)
- 生しいたけ……1個(15g)
- しょうが……5g
- 酒……小さじ1 3/5(8g)
- しょうゆ……小さじ5/6(5g)
- 練りがらし……少量

作り方

1 サワラは皮目に切り目を1本入れ、塩とこしょうをふる。
2 にんじんとねぎは4cm長さのせん切りにし、しいたけは軸を除き薄切りにする。
3 しょうがはせん切りにする。
4 耐熱皿に**2**と**3**を敷き、**1**をのせる。酒をふりかけ、ふんわりとラップをかけて、電子レンジで4分加熱し、とり出してそのまま2～3分蒸らす。
5 **4**を器に盛り、からしじょうゆをかける。

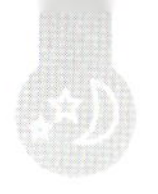

ほうれん草入り スパニッシュオムレツ

卵1個でも野菜が入ってボリュームたっぷりなオムレツに。塩分が気になる人は、トマトケチャップなしで。

材料（1人分）

- 卵……1個(50g)
- じゃが芋……1/4個(30g)
- ほうれん草……3株(50g)
- ボンレスハム……10g
- ⓐ牛乳……大さじ1(15mℓ)
- ⓐパルメザンチーズ……小さじ1(2g)
- ⓐ塩……ミニスプーン1/4(0.3g)
- ⓐこしょう……少量
- オリーブ油……小さじ1/4(1g)
- トマトケチャップ……小さじ1 1/5(6g)

作り方

1. じゃが芋は一口大に切ってゆでる。ほうれん草はゆでて、1cm幅に刻む。
2. ハムは半分に切ってから5mm幅に切る。
3. ボールに卵を割り入れてとき、1、2、ⓐを加えて、よく混ぜ合わせる。
4. 小さいフライパンにオリーブ油を熱し、3を入れ、ふたをして、弱火で蒸し焼きにする。表面が流れないくらいにかたまったら裏返しにして、2～3分焼く。
5. 食べやすい大きさに切り、皿に盛ってケチャップをかける。

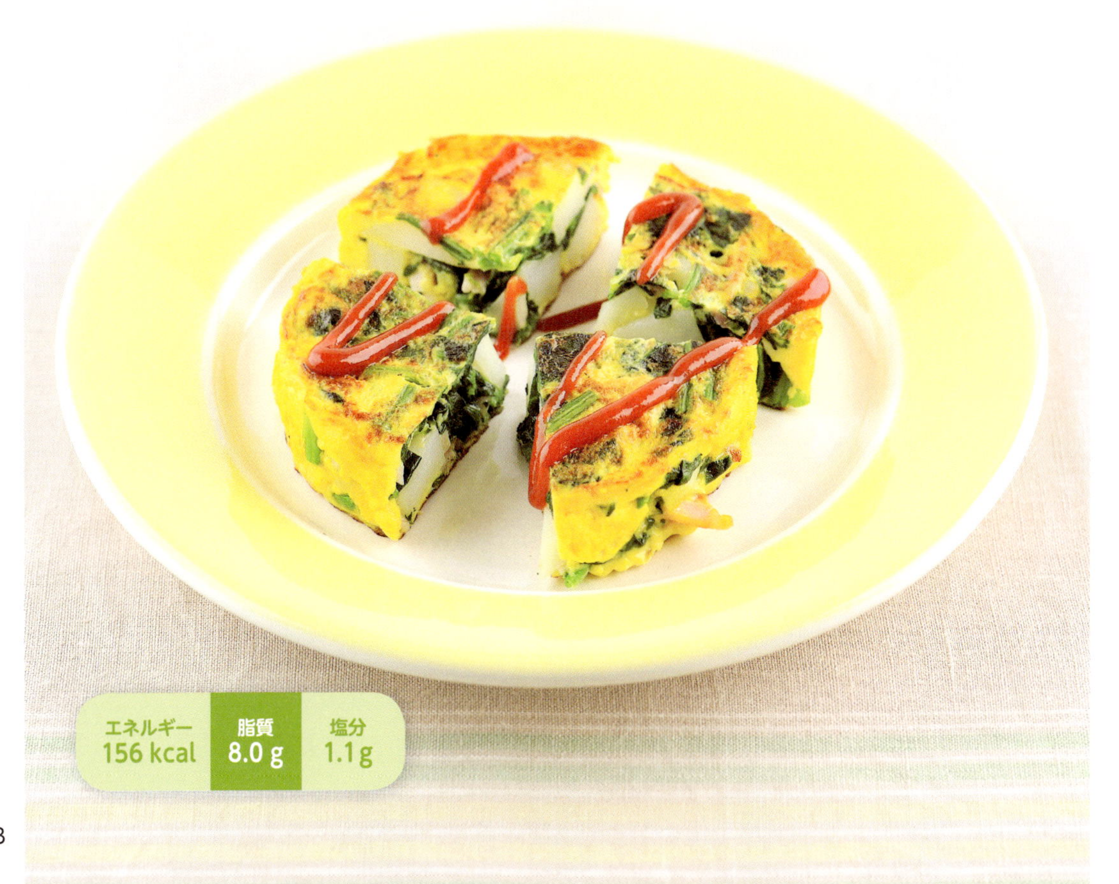

エネルギー	脂質	塩分
156 kcal	8.0 g	1.1g

枝豆彩り弁当

肉も魚も食べられるうれしいお弁当。フッ素樹脂加工のフライパンを使えば、脂質をおさえられます。

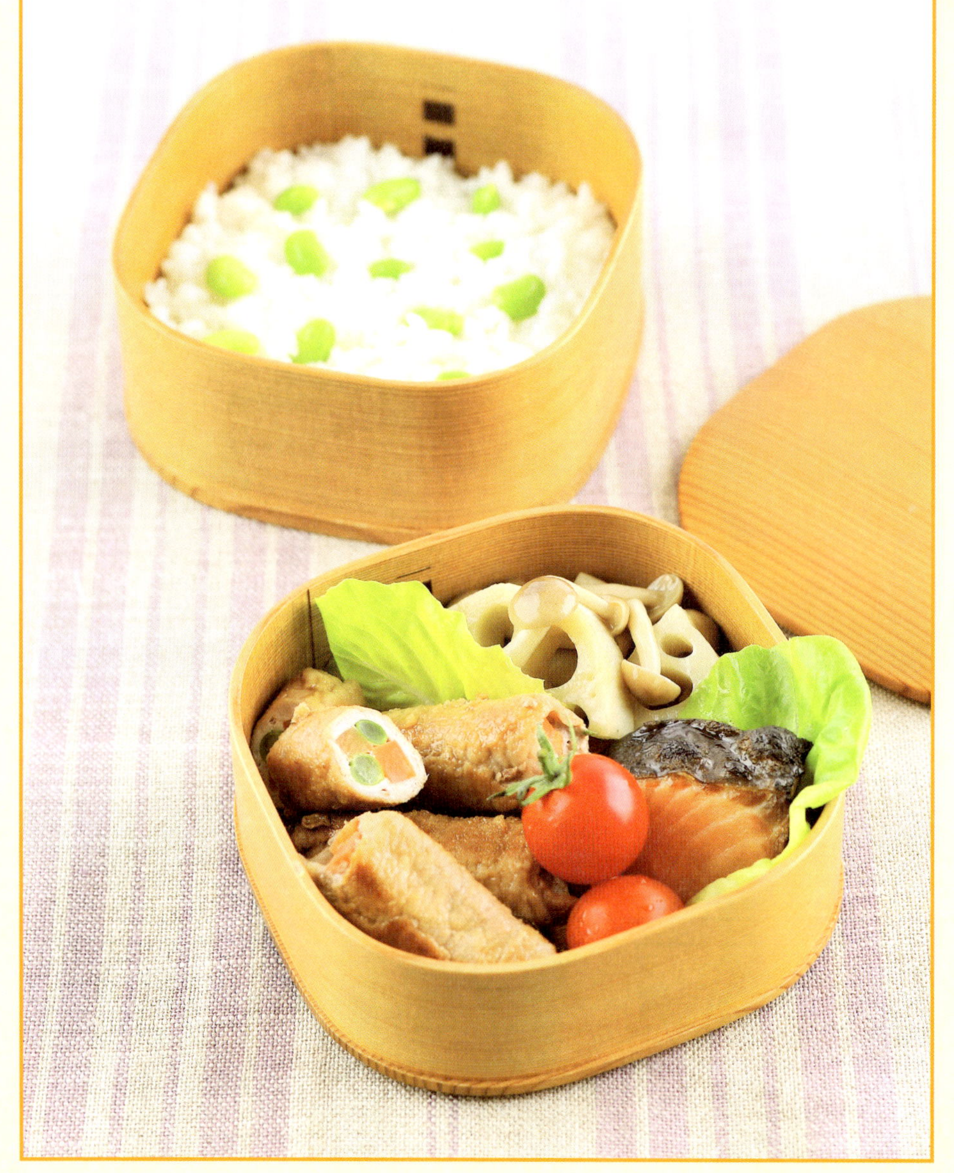

エネルギー	脂質	塩分
582 kcal	16.8 g	1.9 g

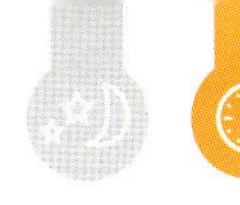
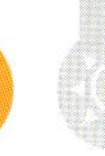

枝豆ごはん

材料（1人分）

ごはん……150g
枝豆……10g

作り方

1 枝豆はゆでて、さやからとり出し、薄皮をむく。
2 ごはんに1を混ぜ合わせる。

エネルギー	脂質	塩分
265kcal	1.1g	0g

ミニトマト、サラダ菜

材料（1人分）

ミニトマト……2個(20g)
サラダ菜……小2枚(3g)

エネルギー	脂質	塩分
6kcal	0g	0g

れんこんのいり煮

材料（1人分）

れんこん……1/4節(40g)
しめじ……1/9パック(10g)
サラダ油……小さじ3/4(3g)
ⓐ 酢……小さじ4/5(4g)
ⓐ しょうゆ……小さじ1/3(2g)
ⓐ 砂糖……小さじ2/3(2g)
ⓐ カツオだし……1/4カップ(50mℓ)

作り方

1 れんこんは皮をむき、1cm厚さの半月切りにして、水にさらしてから水けをきる。しめじは石づきを除いてほぐす。
2 なべに油を熱し、1をいため、ⓐを加え、弱火で煮汁がなくなるまで煮る。

エネルギー	脂質	塩分
67kcal	3.2g	0.4g

焼き塩ザケ

材料（1人分）

塩ザケ（切り身）……1/3切れ（30g）

作り方

1 サケをグリルで焼く。

エネルギー	脂質	塩分
60kcal	3.3g	0.5g

豚肉の野菜巻き

材料（1人分）

豚もも薄切り肉……2～3枚(60g)
にんじん……20g
さやいんげん……3本(20g)
小麦粉……小さじ1 2/3(5g)
サラダ油……小さじ3/4(3g)
しょうゆ……小さじ1(6g)
みりん……小さじ5/6(5g)

作り方

1 にんじんは5cm長さの棒状に、さやいんげんは5cm長さに切り、それぞれをラップで包んで、電子レンジで、3分ほど加熱する。
2 豚肉は1枚ずつ広げ、1を端に等分にのせて巻く。小麦粉をまぶし、余分な粉を落とす。
3 フライパンに油を熱し、2の巻き終わりを下にして入れ、こんがりと焼き色がつくまで、ころがしながら焼く。しょうゆとみりんを加え、煮からめる。
4 食べやすい大きさに切る。

エネルギー	脂質	塩分
184kcal	9.2g	1.0g

COLUMN

即席みそ汁はできるだけ控えましょう。

お弁当を食べるときに、手軽にできる即席みそ汁は便利です。しかし、即席みそ汁一杯の塩分量は2～2.2g。食事制限をしている人にはかなりの塩分量になります。この本で紹介しているみそ汁の塩分量は1.1～1.2g。できるだけ、みそ汁は手作りして塩分を減らしましょう。

ツナの塩けがおいしい卵焼きサンド。
バターの塗りすぎに気をつけて。

ツナ入り卵焼きのサンドイッチ

エネルギー	脂質	塩分
383 kcal	15.6 g	1.8 g

材料（1人分）

- 食パン……… 10枚切り2枚(72g)
- ツナ水煮缶詰め …………… 30g
- 卵…………………………1個(50g)
- 牛乳………………… 大さじ1(15mℓ)
- 塩………………………ミニスプーン1/4(0.3g)
- こしょう……………………… 少量
- 玉ねぎ……………………1/8個(20g)
- サラダ油 ……………… 小さじ3/4(3g)
- レタス……………………………10g
- トマト……………………1/4個(50g)
- きゅうり…………………1/5本(20g)
- 有塩バター…………… 小さじ3/4(3g)
- 粒入りマスタード …………… 3g

作り方

1. ボールに汁けをきったツナ、卵、牛乳、塩、こしょうを入れ、よくかき混ぜる。
2. フライパンに油を熱し、みじん切りにした玉ねぎを加えていためる。**1**を流し入れ、平らにならして両面を焼く。
3. 食パン1枚の片面にバターを塗り、レタスと薄切りのトマトをのせる。その上に**2**と薄切りのきゅうりをのせ、残りの食パンの片面にマスタードを塗ってはさみ、4等分に切る。

POINT

パン選びのアドバイス

ベーグルパンは低脂質なので、おなかがすいた時のエネルギーコントロール食材としておすすめ。ライ麦パンや全粒粉のパンは、食物繊維が多くとれますが、消化が悪いので、おなかが痛いときは避けましょう。また、クロワッサンやデニッシュは脂質が多いので、控えましょう。

カツオの漬け丼 野菜入り

カツオと納豆を豪快に混ぜて食べる丼物。
小松菜は抗酸化作用のあるβ - カロテンが豊富です。

材料（1人分）

- ごはん……150g
- カツオ（刺し身）……60g
- ⓐ
  - しょうゆ……小さじ1 1/3(8g)
  - 酒……小さじ1(5g)
  - みりん……小さじ1/2(3g)
- ひき割り納豆……1/2パック弱(20g)
- しょうゆ……小さじ1/3(2g)
- 小松菜……2株(80g)
- 練りわさび……少量

作り方

1. カツオはⓐに漬ける。
2. 納豆はしょうゆを加え、よくかき混ぜる。
3. 小松菜はゆで、水けを絞り、1.5cm長さに切る。
4. どんぶりにごはんを盛り、3、1の汁けをきったカツオ、2をのせ、わさびを添え、混ぜながら食べる。わさびの代わりにおろししょうがでもよい。

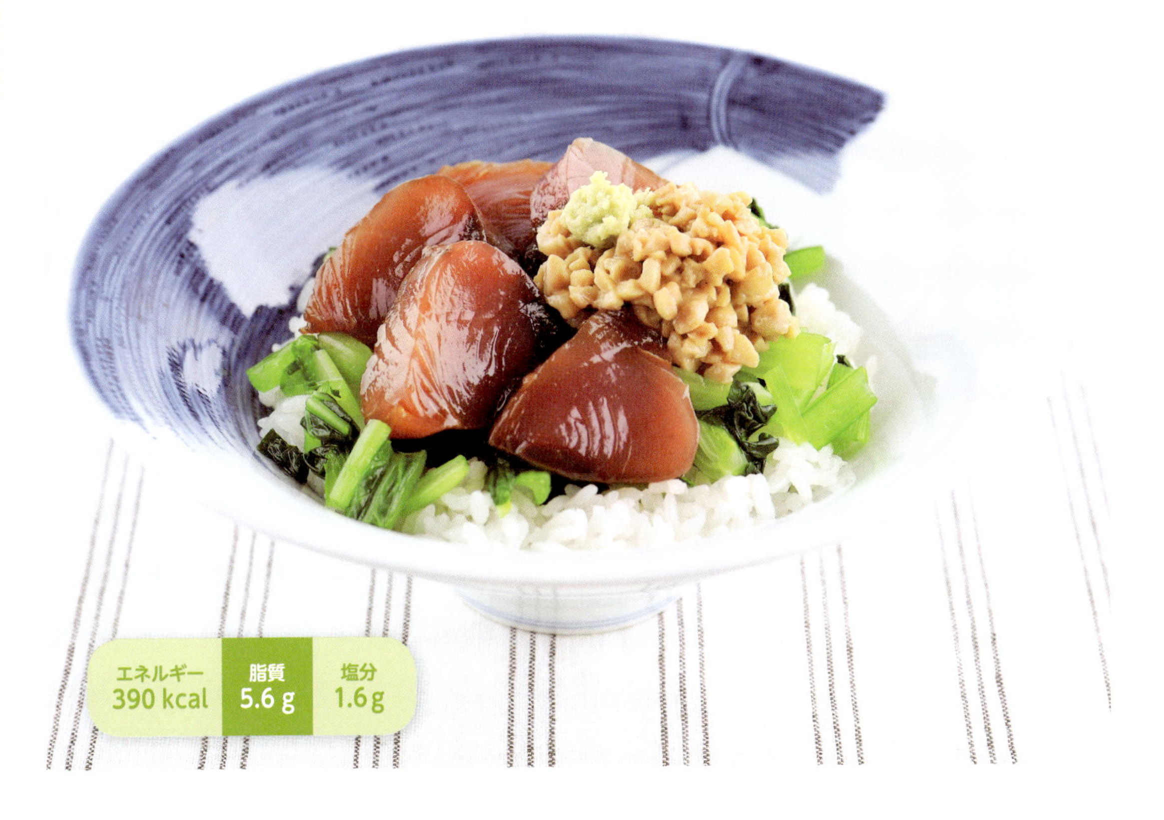

エネルギー	脂質	塩分
390 kcal	5.6 g	1.6 g

バランスのよい

夕食の主菜

豚肉はビタミン B_1 の宝庫。
ピーマンとともに黒酢でいためて元気回復！

豚肉の黒酢いため

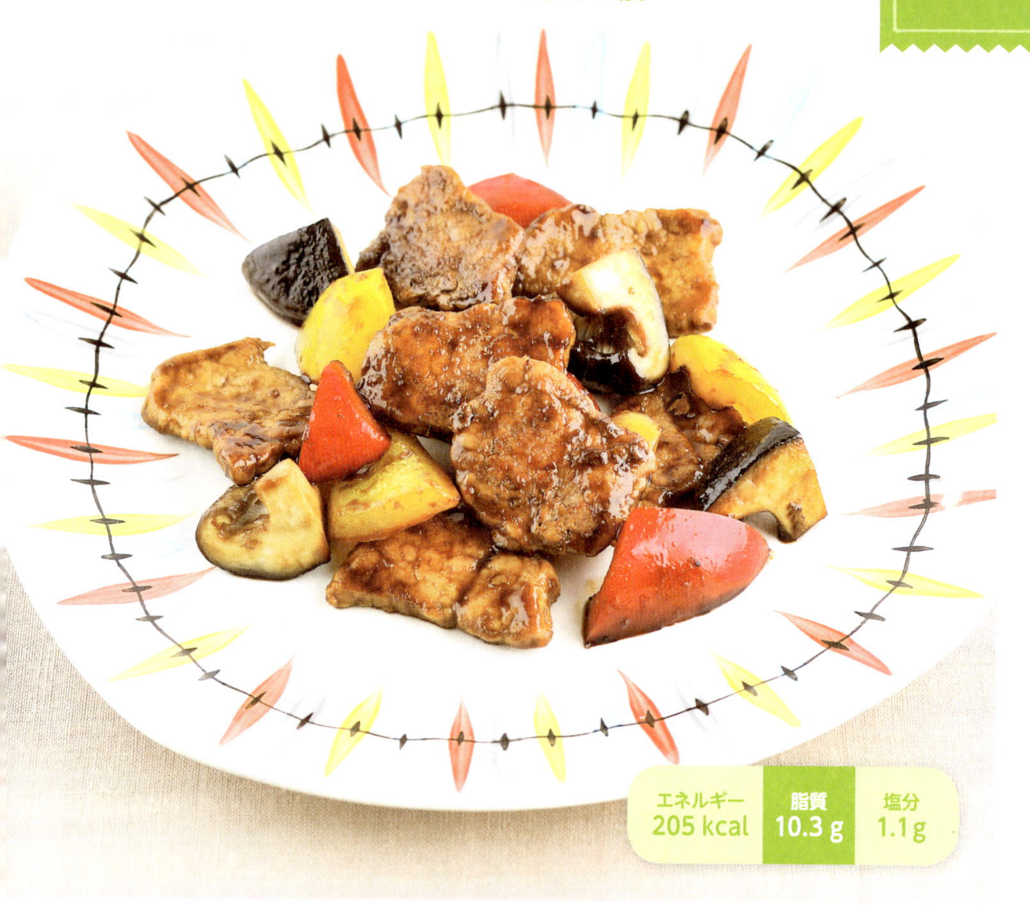

エネルギー	脂質	塩分
205 kcal	10.3 g	1.1 g

材料（1人分）

- 豚もも肉（ブロック）……70g
- 塩……ミニスプーン1/4(0.3g)
- こしょう……少量
- 小麦粉……小さじ1 1/3(4g)

赤ピーマン……15g
黄ピーマン……15g
生しいたけ……1 1/3個(20g)
ごま油……小さじ3/4(3g)

ⓐ
- 黒酢……20g
- しょうゆ……小さじ1 1/5(5g)
- 酒……小さじ1(5g)
- はちみつ……小さじ3/7(3g)
- 塩……ミニスプーン1/4(0.3g)
- こしょう……少量

作り方

1 豚肉は5㎜厚さの食べやすい大きさに切り、塩とこしょうをふって小麦粉をまぶす。

2 赤ピーマンと黄ピーマンは乱切りに、しいたけは軸を除いて、4等分に切る。

3 フライパンにごま油を熱し、**1**をときどき裏返しながら焼く。表面に焼き色がついたら、**2**を加えて、さっといため合わせる。

4 **3**にⓐを混ぜ合わせて加え、汁けがほぼなくなるまで煮からめる。

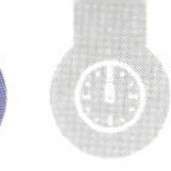

タイのカルパッチョ キウイソース

タイの刺し身をおしゃれにアレンジ。
キウイソースでさっぱりさわやかな味わいに。

材料（1人分）

タイ（刺し身）……7切れ(80g)
レタス……1/2枚(20g)
きゅうり……5g
キウイフルーツ……1/2個(40g)
ⓐ
- 酢……小さじ1 3/5(8g)
- 砂糖……小さじ2/3(2g)
- 塩……ミニスプーン1/2弱(0.5g)
- こしょう……少量
- オリーブ油……小さじ1/2(2g)

作り方

1 ボールにすりおろしたキウイフルーツ、ⓐを入れて混ぜ合わせて、キウイソースを作る。
2 皿にタイを盛り、1をかけ、一口大にちぎったレタスと、せん切りのきゅうりを添える。

POINT

キウイの分解酵素！

キウイには、たんぱく質を分解する酵素が含まれています。そのため、キウイソースは肉や魚を溶かしてやわらかくし、消化しやすくしてくれる効果があります。

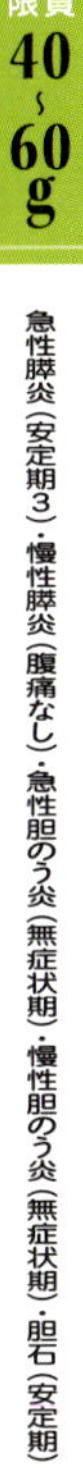

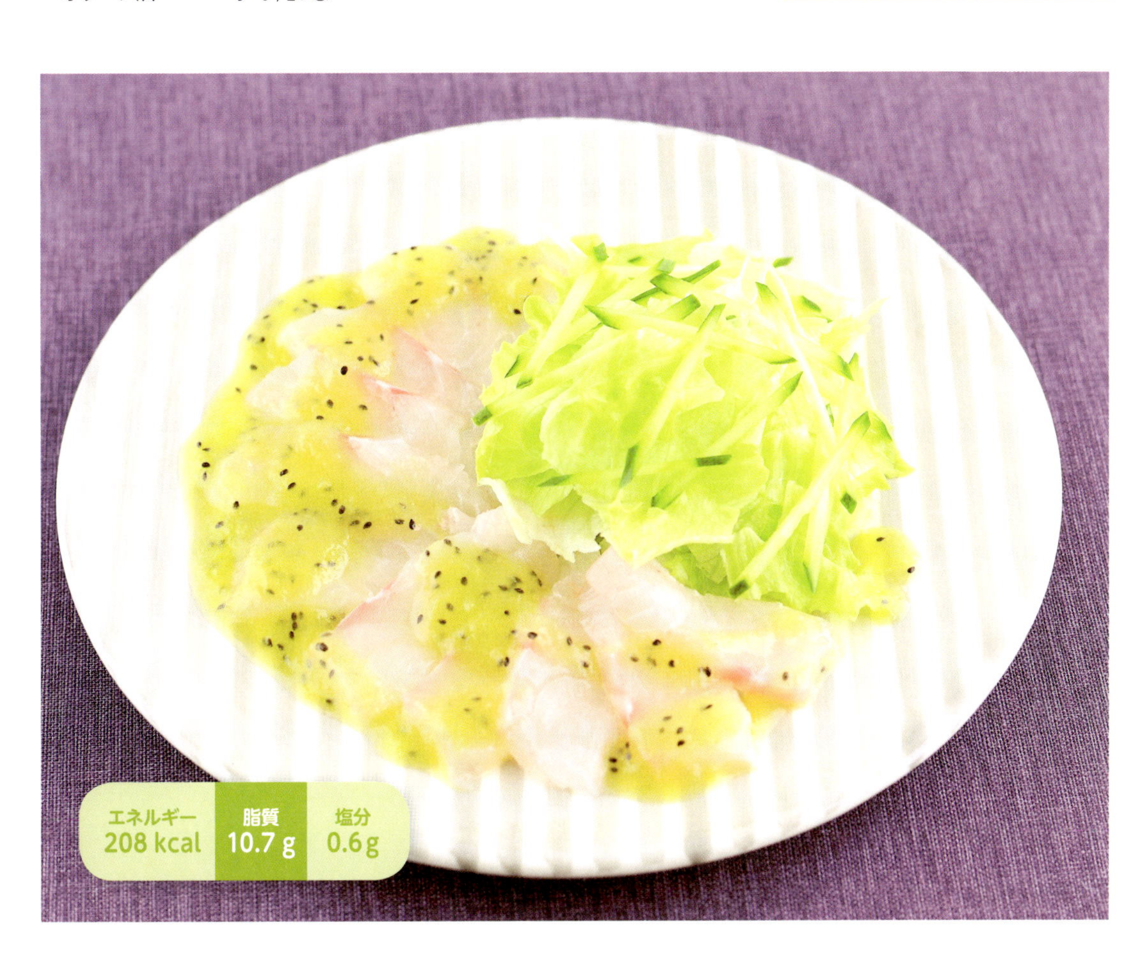

エネルギー	脂質	塩分
208 kcal	10.7 g	0.6 g

バランスのよい
夕食の主菜

たまには、濃い味つけのものが食べたいな、というときに。
弱火でじっくり煮こんで味をしみ込ませて。

鶏肉のいため煮

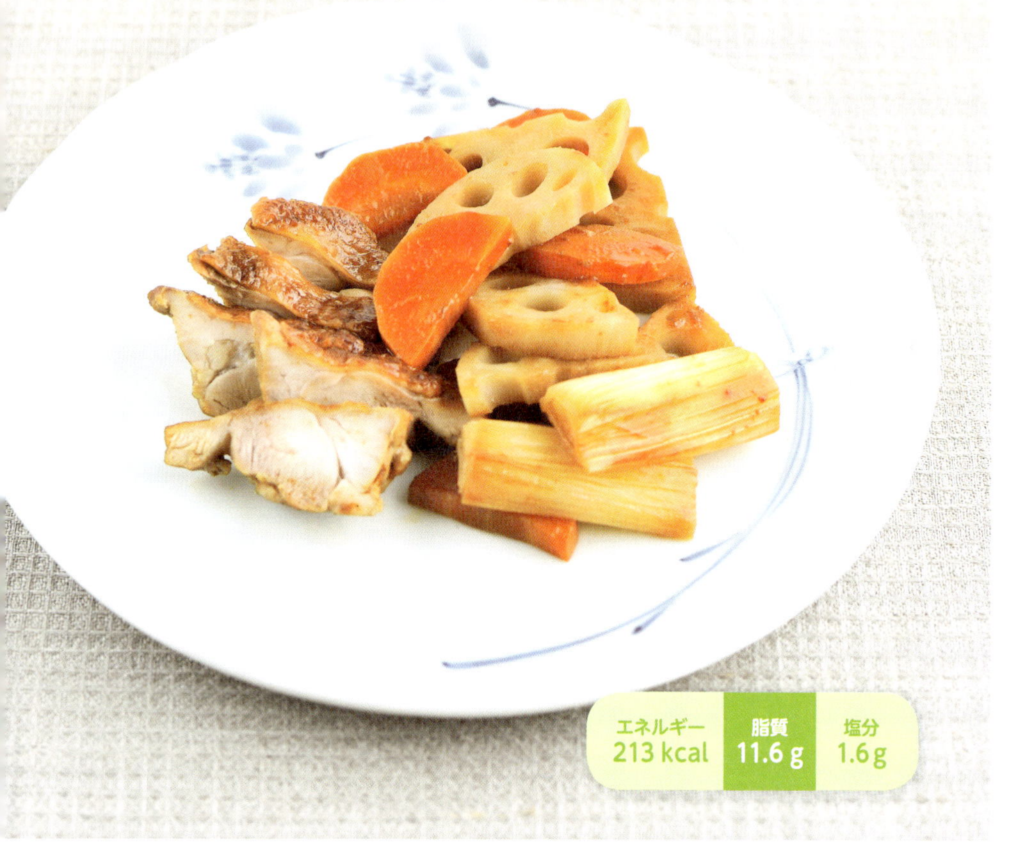

エネルギー	脂質	塩分
213 kcal	11.6 g	1.6 g

材料（1人分）

- 鶏もも肉……60g
- れんこん……40g
- にんじん……30g
- ねぎ……20g
- サラダ油……小さじ3/4(3g)
- にんにく……1g
- しょうが……5g
- ⓐ
  - 酒……小さじ1 1/5(6g)
  - しょうゆ……小さじ1(6g)
  - オイスターソース……5g
  - 砂糖……小さじ1/3(1g)
  - 水……1/2カップ(100㎖)

作り方

1 れんこん、にんじんは皮をむき5㎜厚さの半月切りにする。ねぎは5㎝長さに切る。

2 にんにくは押しつぶし、しょうがは薄切りにして、ⓐと混ぜ合わせる。

3 なべに油を熱し、鶏肉を皮面から焼く。裏返して1と2を加え、煮立ったら弱火にして、れんこんがやわらかくなるまで20分ほど煮る。

4 鶏肉をとり出し、食べやすい大きさに切って皿に盛り、3を盛り合わせる。

サケとクレソンのみそ煮

みそがじっくりしみたサケは、ごはんが進む一品。クレソンの苦味が意外に好相性です。

材料（1人分）

サケ（切り身）……… 1切れ（80g）
クレソン……………………… 40g
水 …………………… 1/2カップ（100mℓ）
酒 ……………………… 大さじ1（15g）
しょうが汁…………………… 5g
みそ ……………………… 小さじ1（6g）

作り方

1 サケは半分に切り、クレソンは4～5cm長さに切る。
2 なべに水と酒を合わせて煮立て、サケを加える。落としぶたをして中火で7～8分煮る。
3 しょうが汁とみそをとき加え、さらに5～6分煮る。
4 クレソンを加えてひと煮し、器に盛る。

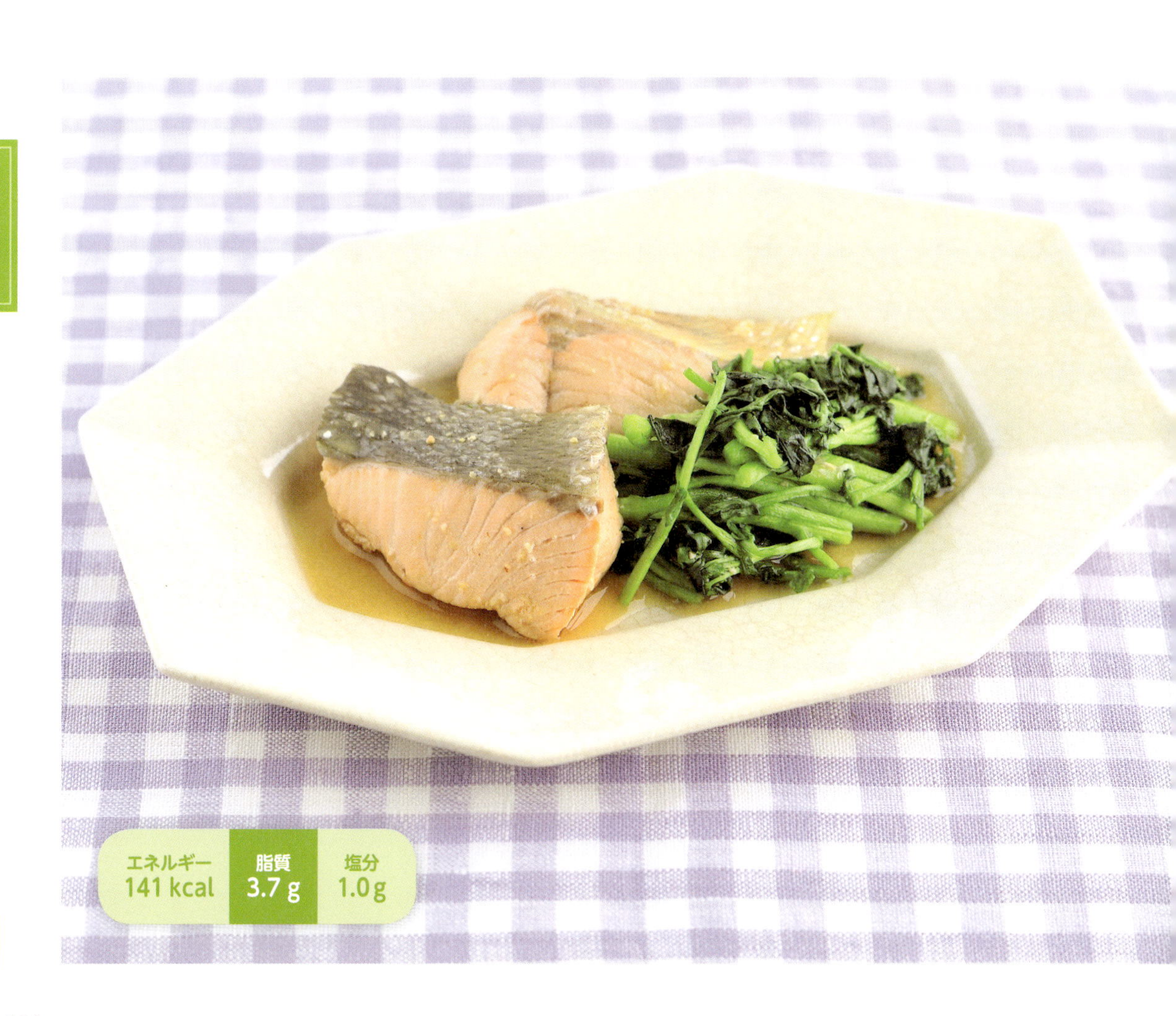

エネルギー	脂質	塩分
141 kcal	3.7 g	1.0g

バランスのよい
副菜

きのことホタテのソテー

きのこたっぷりで食物繊維が豊富な、
レモン風味のさっぱりソテー。

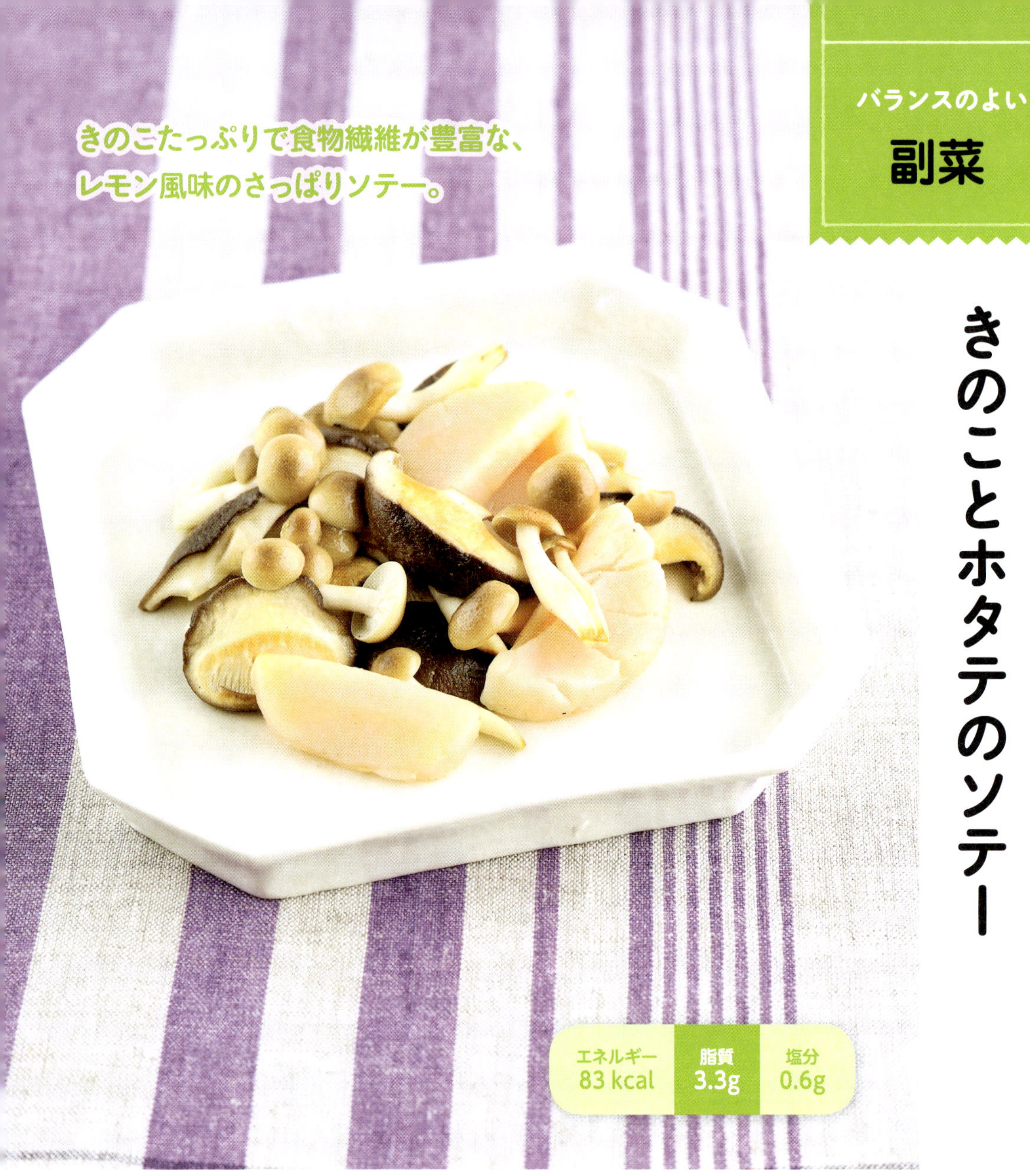

エネルギー	脂質	塩分
83 kcal	3.3g	0.6g

材料（1人分）

- 生しいたけ……2個(30g)
- しめじ……1/3パック(30g)
- ホタテ貝柱……1個(40g)
- オリーブ油……小さじ3/4(3g)
- 酒……小さじ1(5g)
- 塩……ミニスプーン1/2弱(0.5g)
- こしょう……少量
- レモン汁……3g

作り方

1 しいたけは軸を除き、そぎ切りに、しめじは石づきを除いて小房に分ける。

2 フライパンにオリーブ油を熱し、**1**をいため、5㎜厚さに切って半分に切ったホタテを加え、酒、塩、こしょうで調味し、最後にレモン汁をふる。

小松菜の豆乳スープ

低脂質のボンレスハムなら、副菜にもOK。

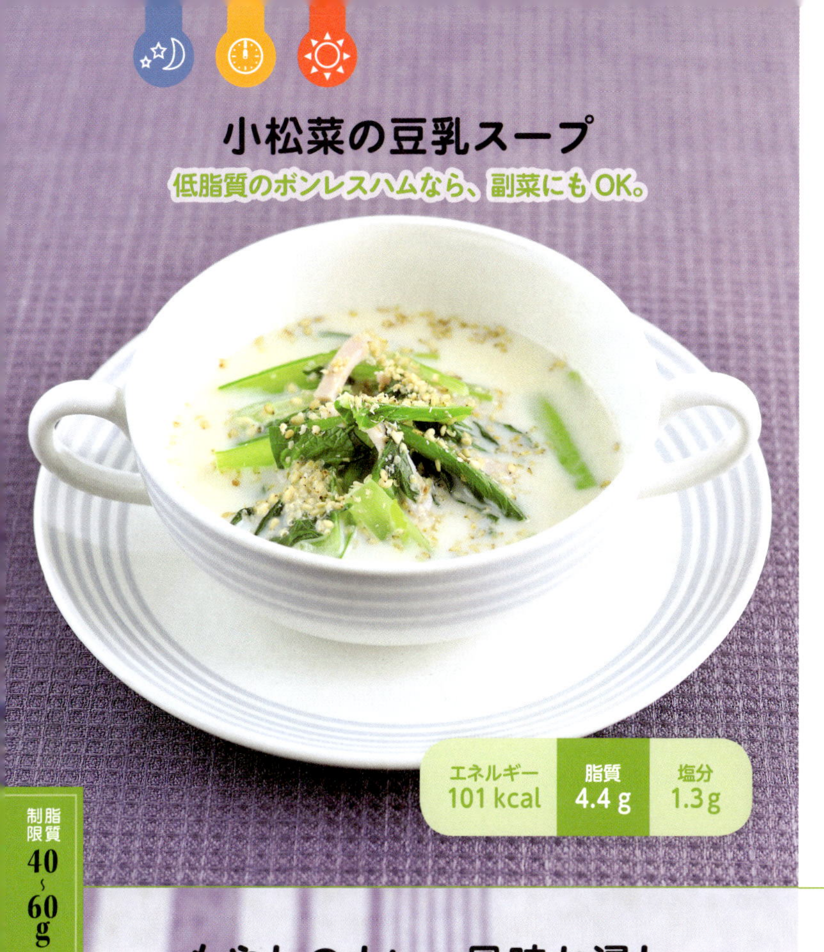

エネルギー	脂質	塩分
101 kcal	4.4 g	1.3g

材料（1人分）

小松菜……1 1/2株(50g)
ボンレスハム……20g
カツオだし……1/2カップ(100mℓ)
豆乳……1/2カップ(100mℓ)
みそ……小さじ5/6(5g)
すり白ごま……小さじ2/3(2g)

作り方

1 小松菜はさっとゆでて2～3㎝長さに切る。ハムは細切りにする。
2 なべにだしを煮立て、1と豆乳を加えてひと煮し、みそをとき入れ、煮立つ直前に火を消す。
3 器に盛り、ごまをかける。

もやしのカレー風味お浸し

シャキシャキ食感にカレーの香りを添えて。

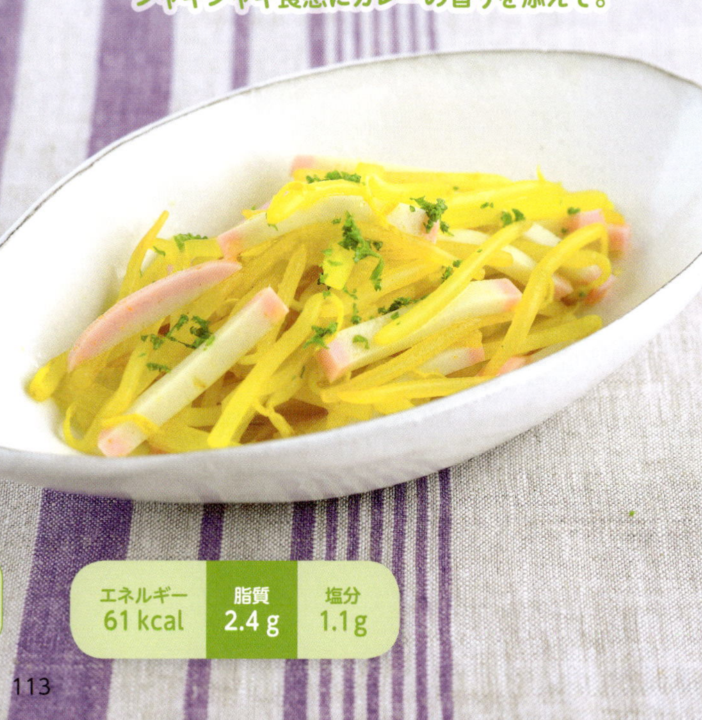

エネルギー	脂質	塩分
61 kcal	2.4 g	1.1g

材料（1人分）

緑豆もやし……1/2袋(80g)
セロリ……1/3本(20g)
かまぼこ……2㎝(25g)
ⓐ
- カレー粉……小さじ1/2(1g)
- 塩……ミニスプーン1/2弱(0.5g)
- こしょう……少量
- 水……1/2カップ(100mℓ)

パセリ……少量
オリーブ油……小さじ1/2(2g)
酢……小さじ3/5(3g)

作り方

1 なべにⓐ、細切りのセロリを入れ、煮立てる。もやしを加え、一度上下を返したら火を消してさめるまでおく。
2 1の汁けを軽くきって、器に盛り、細切りのかまぼことみじん切りのパセリを散らす。
3 オリーブ油と酢をかけて食べる。

豆腐などの
豆製品がとれる
副菜

大豆の加工品の中でも、特に消化のよい豆腐。
きのこあんが、ほっと体を温めてくれます。

豆腐のきのこあんかけ

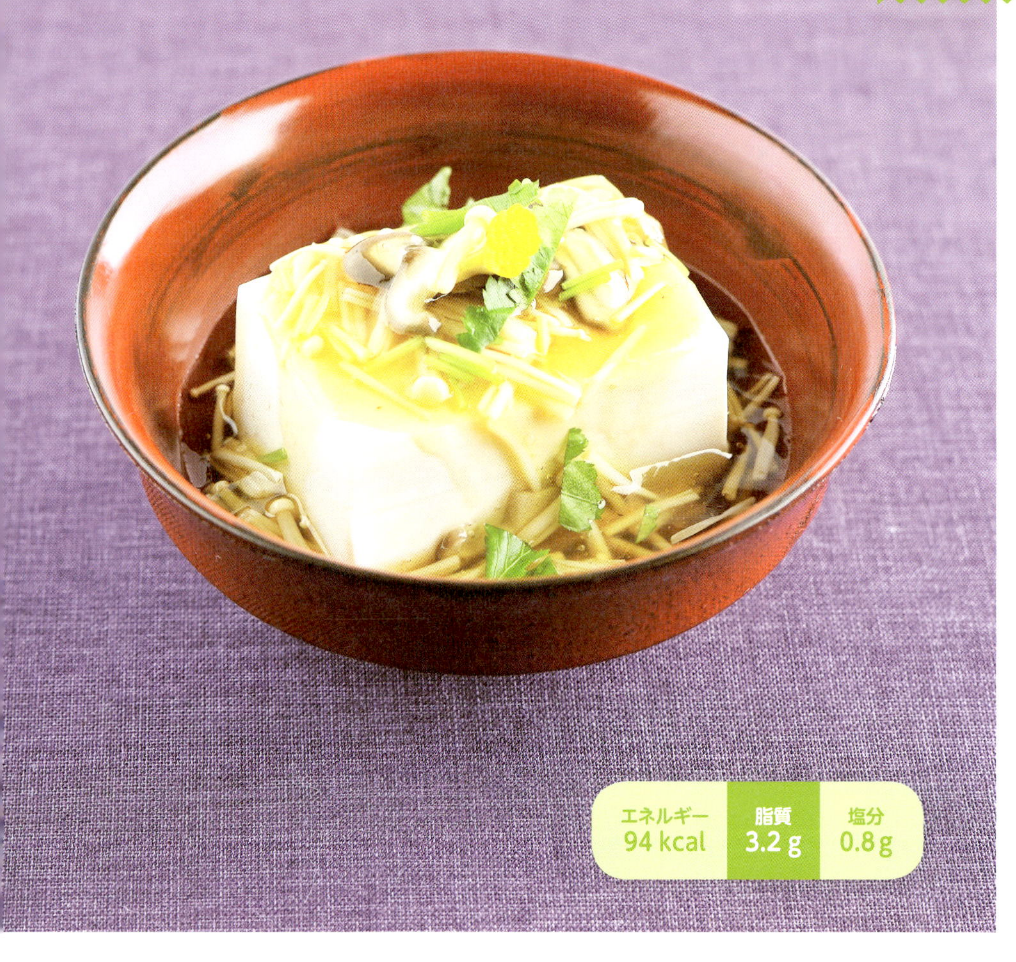

エネルギー	脂質	塩分
94 kcal	3.2 g	0.8 g

材料（1人分）

絹ごし豆腐…………1/3丁（100g）
生しいたけ……………1個（10g）
えのきたけ…………1/4袋（20g）
ⓐ
- カツオだし………2/5カップ（80mℓ）
- しょうゆ…………小さじ5/6（5g）
- 砂糖………………小さじ1/3（1g）
- みりん……………小さじ1/3（2g）

- かたくり粉………小さじ1 2/3（5g）
- 水…………………小さじ2（10g）

糸三つ葉…………………5g
ゆずの皮…………………少々

作り方

1 しいたけは軸を除いて薄切りにし、えのきたけは石づきを除いて、2cm長さに切る。

2 豆腐は小なべに入れ、かぶるくらいの水を注いで火にかけて、煮立ったら火を弱め10分ほどゆで、湯をきって器に盛る。

3 なべにⓐと1を入れて火にかけ、5分ほど煮たら、水どきかたくり粉でとろみをつける。

4 2に3をかけ、1cm長さに切った三つ葉を散らし、丸く切ったゆずの皮ものせる。

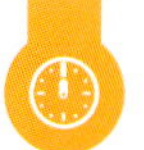
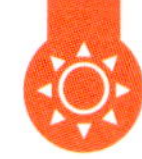

ひき肉納豆レタス添え

ごま風味の納豆そぼろがクセになります。

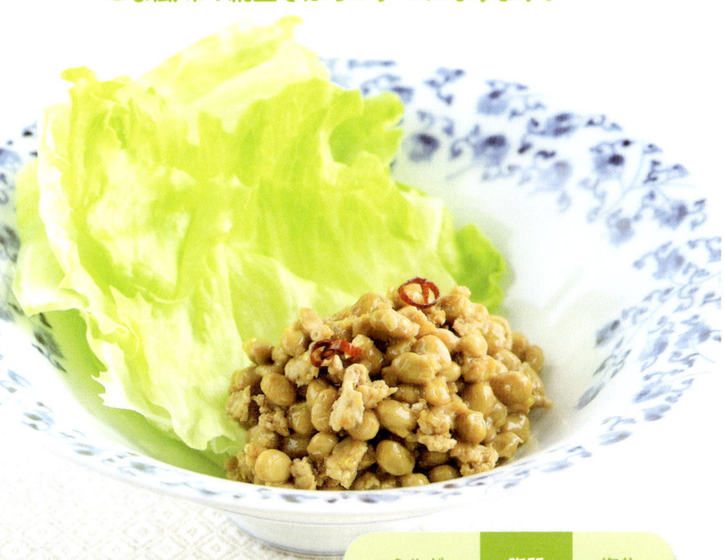

エネルギー	脂質	塩分
163 kcal	8.2 g	0.7 g

材料（1人分）

豚ひき肉……20g
ねぎ……10cm(10g)
糸引き納豆……1パック(40g)
しょうが……2g
とうがらし……少量
ごま油……小さじ3/4(3g)
ａ 酒……小さじ1(5g)
ａ しょうゆ……小さじ5/6(5g)
ａ 砂糖……小さじ2/3(2g)
レタス……30g

作り方

1 フライパンにごま油を熱してひき肉をいためて、ぽろぽろになったらみじん切りのねぎとしょうが、小口切りのとうがらしを加えてひといためする。
2 1に納豆とａを加えて、いため合わせる。
3 器に3を盛り、食べやすい大きさに切ったレタスを添え、包んで食べる。

脂質制限 40～60g

凍り豆腐となすの煮物 菜の花添え

だしがじっくりしみた懐かしい味わい。

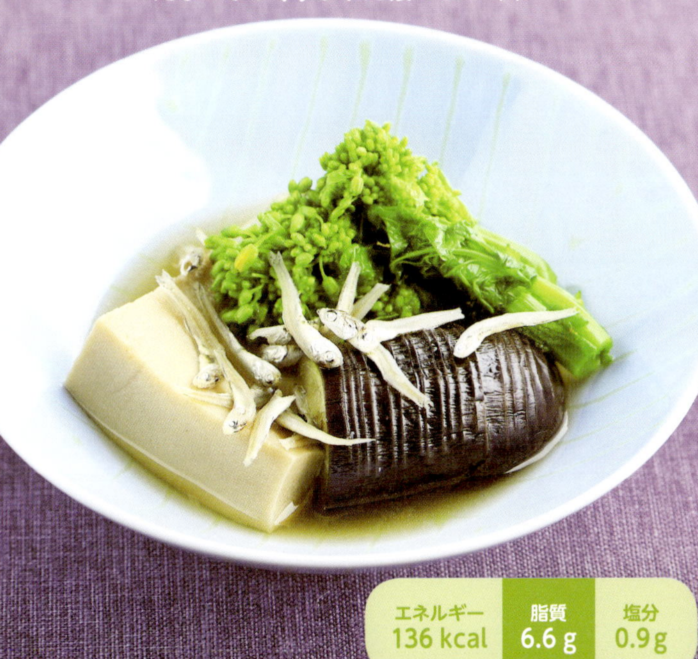

エネルギー	脂質	塩分
136 kcal	6.6 g	0.9 g

材料（1人分）

凍り豆腐……10g
なす……1/3本(20g)
ａ 煮干し……3g
ａ カツオだし……大さじ4(60mℓ)
ａ 砂糖……小さじ1 2/3(5g)
ａ うす口しょうゆ……小さじ2/3(4g)
ａ 酒……小さじ2(10g)
サラダ油……小さじ3/4(3g)
菜の花……1茎(20g)

作り方

1 凍り豆腐はもどして、水けを絞る。
2 なべにａを煮立て、1を入れて15分ほど煮る。
3 なすは細かい切り目を入れ、水に10分ほどさらし、水けをふく。フライパンに油を熱し、しんなりするまで両面焼く。
4 2のなべから凍り豆腐をとり出し、3のなすを入れて2～3分煮る。
5 器に凍り豆腐となす、ゆでた菜の花を盛り、煮汁と煮干しをかける。

切り身のブリなら手軽にできる。
おろし大根たっぷりで、胃にやさしいスープ。

ブリのみぞれスープ

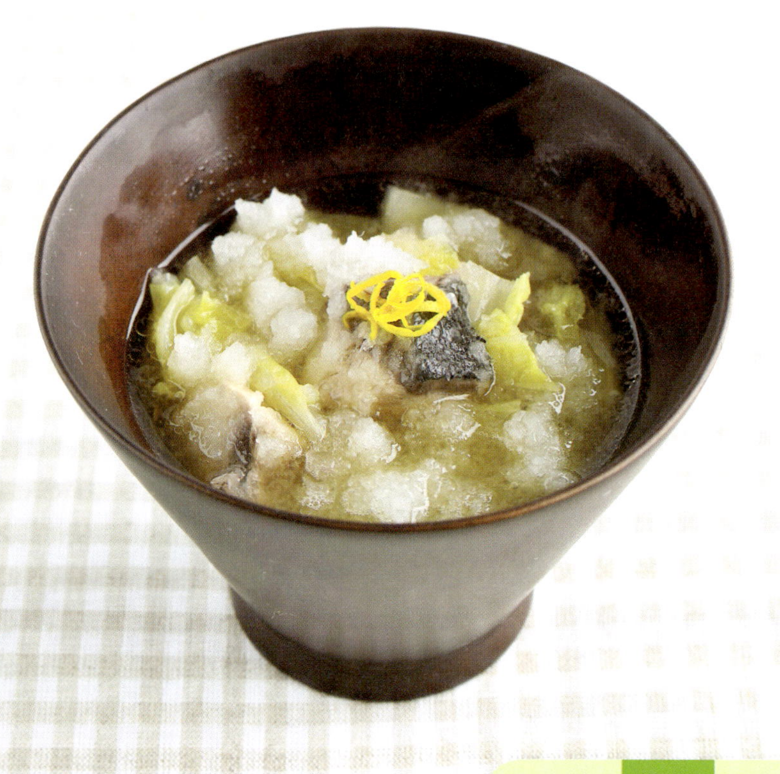

エネルギー	脂質	塩分
145 kcal	7.2 g	1.2 g

材料（1人分）

- ブリ（切り身）……1/2切れ(40g)
- 塩……小さじ1/4(0.3g)
- 大根……2.5cm(80g)
- 白菜……1/3枚(50g)
- こんぶ……3g
- 水……1カップ(200ml)
- ⓐ 酒……小さじ1(5g)
- ⓐ みりん……小さじ5/6(5g)
- ⓐ しょうゆ……小さじ2/3(4g)
- ⓐ 塩……ミニスプーン1/4(0.3g)
- ゆずの皮のせん切り……少量

作り方

1. ブリは塩をふって15分ほどおく。熱湯をかけて水にとり、さっと洗って水けをきり、4等分に切る。
2. 大根は皮をむいてすりおろし、ざるにあげて軽く汁けをきる。
3. 白菜は2cm幅に切る。
4. なべにこんぶと水を入れて火にかける。沸騰直前にこんぶをとり除き、ⓐを加えて調味する。
5. 1と白菜を加え、煮立ったら2を加え、再度ひと煮立ちさせる。
6. 器に盛り、ゆずの皮をあしらう。

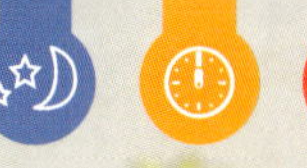

キャベツと卵のスープ

ふわふわ卵の食感にほっと一息。

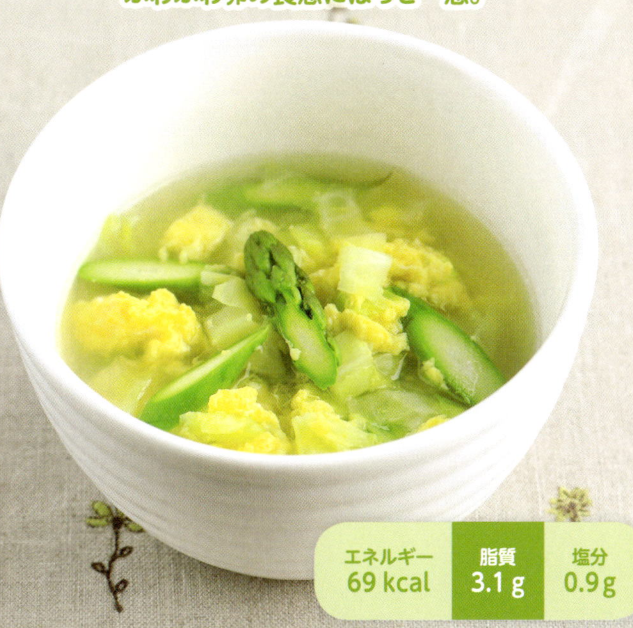

エネルギー	脂質	塩分
69 kcal	3.1 g	0.9 g

材料（1人分）

- キャベツ……中1 1/4枚(60g)
- 塩……ミニスプーン1/4(0.3g)
- 卵……1/2個(25g)
- パン粉……小さじ1 1/2(1.5g)
- 粉チーズ……小さじ1/2(1g)
- アスパラガス……1本(20g)
- 和風顆粒だし……2g
- 湯……4/5カップ強(170mℓ)
- こしょう……少量

作り方

1. キャベツは1cm幅に切り、塩をふってしんなりとしたら汁けを絞る。アスパラガスは斜め切りにする。
2. 卵はときほぐし、パン粉と粉チーズを加えてよく混ぜる。
3. なべに和風顆粒だし、湯、**1**を入れて火にかけ、煮立ったら**2**をまわし入れる。卵がふわっと浮いてきたら、こしょうで調味し、火を消して器に盛る。

トマトとコーンのスープ

野菜もたっぷり栄養満点の食べるスープ。

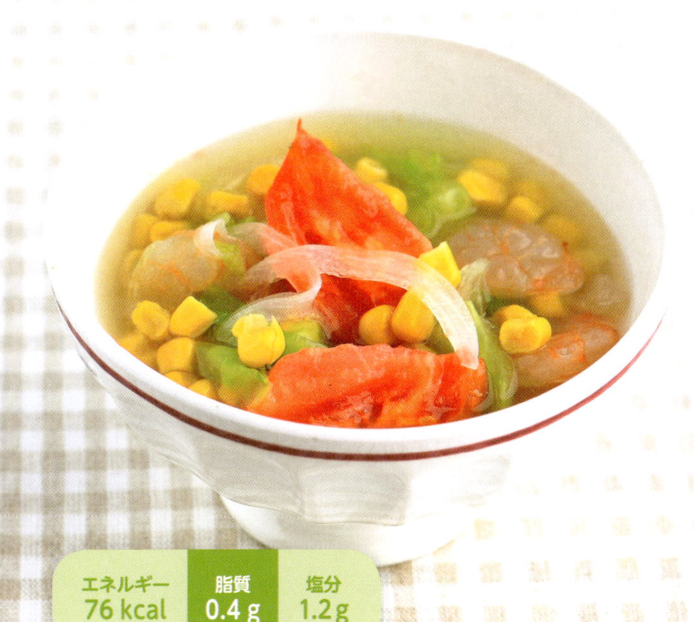

エネルギー	脂質	塩分
76 kcal	0.4 g	1.2 g

材料（1人分）

- むきエビ……3尾(30g)
- トマト……1/4個(50g)
- 玉ねぎ……1/9個(20g)
- レタス……10g
- コーン缶詰め（粒）……30g
- ⓐ 固形コンソメ……1g
- ⓐ 水……4/5カップ(170mℓ)
- ⓐ 酒……小さじ1(5g)
- 塩……ミニスプーン1/4(0.3g)
- こしょう……少量

作り方

1. むきエビはきれいに洗い、水けをきる。
2. トマトはくし形に、玉ねぎは薄切りにする。レタスは食べやすい大きさにちぎり、コーンは缶汁をきる。
3. なべにⓐを煮立たせ、**1**、**2**を加え、沸騰したら、塩とこしょうで調味する。

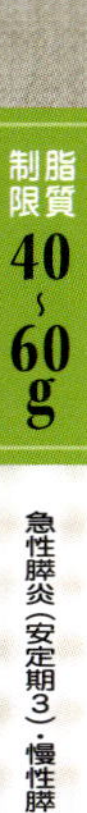

脂質40～60g（1800kcal以下）制限の一日の献立組み合わせ例

自由に組みかえよう！

組み合わせ例1

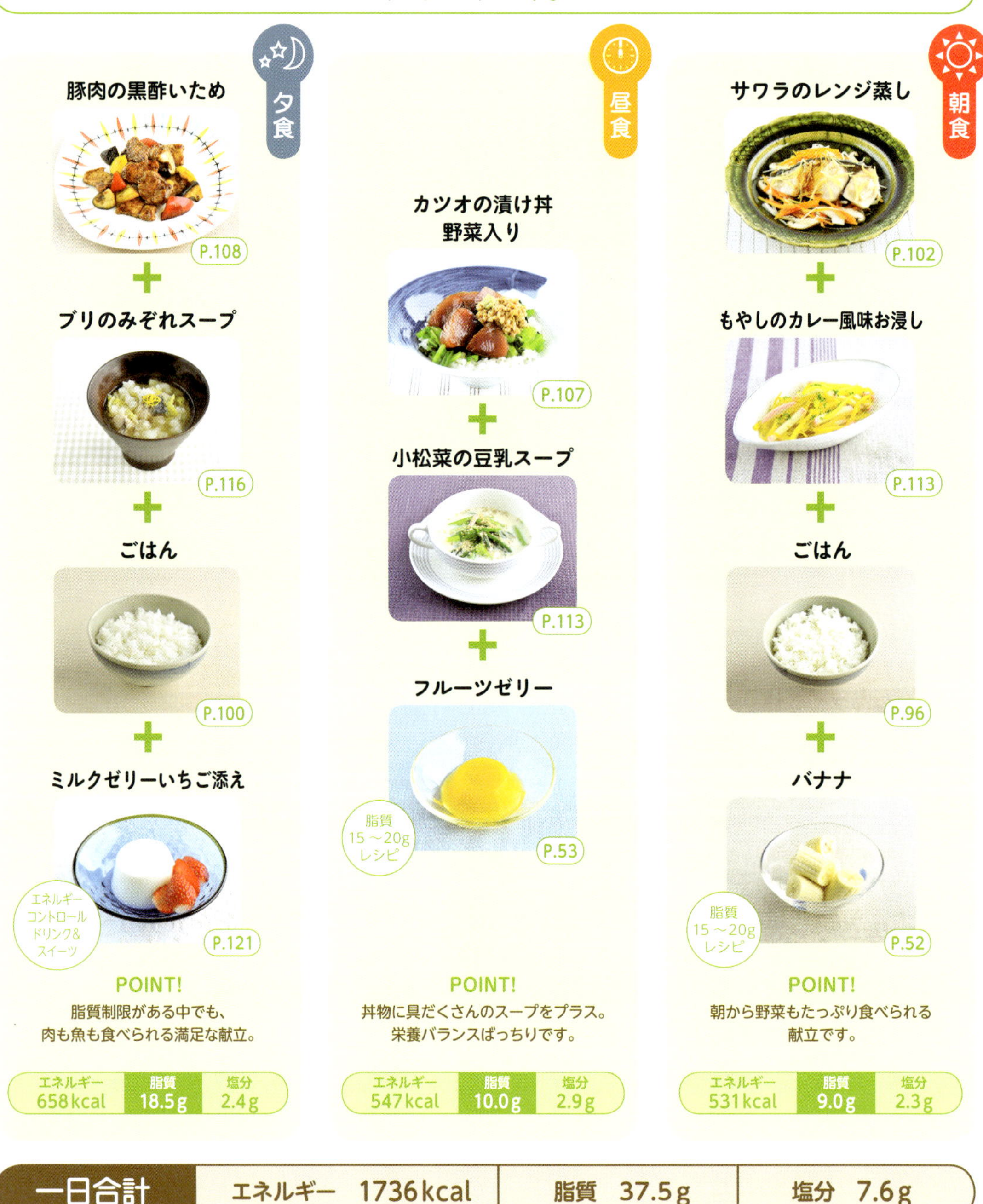

朝食

サワラのレンジ蒸し P.102
＋
もやしのカレー風味お浸し P.113
＋
ごはん P.96
＋
バナナ P.52（脂質15～20gレシピ）

POINT!
朝から野菜もたっぷり食べられる献立です。

エネルギー	脂質	塩分
531kcal	9.0g	2.3g

昼食

カツオの漬け丼 野菜入り P.107
＋
小松菜の豆乳スープ P.113
＋
フルーツゼリー P.53（脂質15～20gレシピ）

POINT!
丼物に具だくさんのスープをプラス。栄養バランスばっちりです。

エネルギー	脂質	塩分
547kcal	10.0g	2.9g

夕食

豚肉の黒酢いため P.108
＋
ブリのみぞれスープ P.116
＋
ごはん P.100
＋
ミルクゼリーいちご添え P.121（エネルギーコントロールドリンク&スイーツ）

POINT!
脂質制限がある中でも、肉も魚も食べられる満足な献立。

エネルギー	脂質	塩分
658kcal	18.5g	2.4g

一日合計	エネルギー 1736kcal	脂質 37.5g	塩分 7.6g

脂質量もエネルギーもほとんど通常の食事と変わりません。通常食とはいえ、なるべく外食は避け、脂質とエネルギーのバランスをしっかり守りましょう。

組み合わせ例2

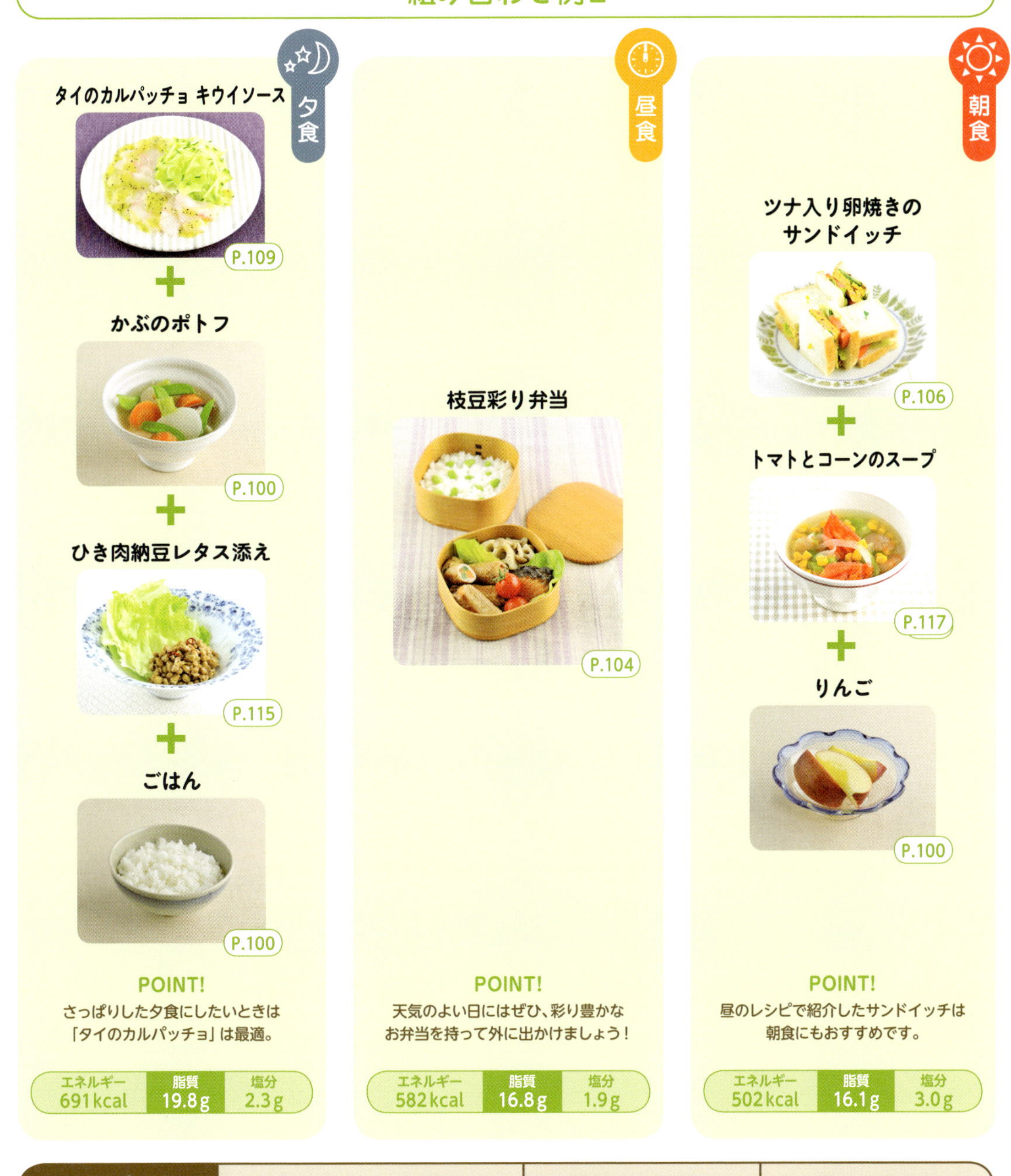

朝食

ツナ入り卵焼きのサンドイッチ P.106
＋
トマトとコーンのスープ P.117
＋
りんご P.100

POINT!
昼のレシピで紹介したサンドイッチは朝食にもおすすめです。

エネルギー	脂質	塩分
502kcal	16.1g	3.0g

昼食

枝豆彩り弁当 P.104

POINT!
天気のよい日にはぜひ、彩り豊かなお弁当を持って外に出かけましょう！

エネルギー	脂質	塩分
582kcal	16.8g	1.9g

夕食

タイのカルパッチョ キウイソース P.109
＋
かぶのポトフ P.100
＋
ひき肉納豆レタス添え P.115
＋
ごはん P.100

POINT!
さっぱりした夕食にしたいときは「タイのカルパッチョ」は最適。

エネルギー	脂質	塩分
691kcal	19.8g	2.3g

一日合計	エネルギー 1775kcal	脂質 52.7g	塩分 7.2g

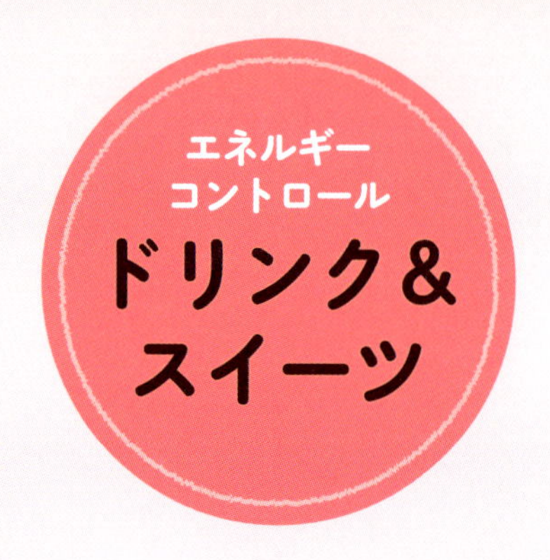
エネルギー
コントロール
ドリンク＆
スイーツ

ビタミンCたっぷりジュース

ビタミンと食物繊維がたっぷり！

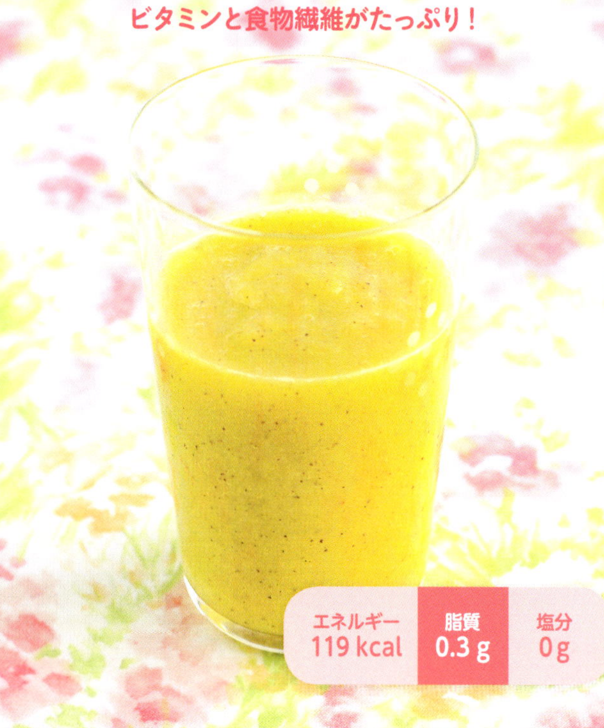
エネルギー
119 kcal
脂質
0.3 g
塩分
0 g

材料

オレンジ……1個(100g)
キウイフルーツ……1個(70g)
りんご……1/2個(80g)

作り方

1 オレンジ、キウイフルーツ、りんごは皮をむき、適当な大きさに切る。
2 **1**をミキサーまたは、ジューサーにかける。

キャベツのジュース フルーツ入り

キャベツとフルーツ、意外にも好相性！

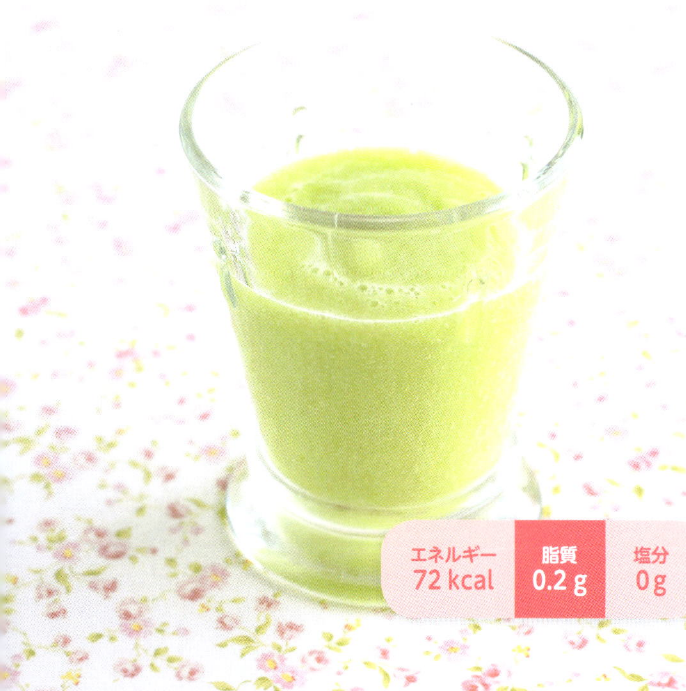
エネルギー
72 kcal
脂質
0.2 g
塩分
0 g

材料

グレープフルーツ……1/3個(80g)
パイナップル……30g
キャベツ……中2/3枚(50g)
はちみつ……小さじ2/3強(5g)

作り方

1 グレープフルーツは皮と薄皮と種を除く。
2 パイナップルは一口大に、キャベツは適当な大きさに切る。
3 **1**、**2**、はちみつをミキサー、またはジューサーにかける。

ミルクゼリーいちご添え

低脂肪牛乳で作るから、脂質制限中でも安心なミルクゼリー。ビタミンCたっぷりないちごを添えて。

材料

低脂肪牛乳……1/4カップ(50㎖)
砂糖……大さじ2/3(6g)
粉寒天……0.5g
水……大さじ2(30㎖)
いちご……2個(30g)
※材料は1個分ですが、倍の量で2個分のほうが作りやすいでしょう。

作り方

1 なべに牛乳と砂糖を入れて温める。
2 別のなべに、水と粉寒天を入れて火にかけ、混ぜながら1分加熱して、火を消す。
3 **2**に**1**を少しずつ加えて、よく混ぜる。
4 **3**をゼリー型に入れ、冷蔵庫で冷やしかためる。
5 皿に盛り、へたを除いて半分に切ったいちごを添える。

POINT

多めに作って保存OK

エネルギーコントロールスイーツは、小腹がすいたときに食べられるように、数食分まとめて作っておいてもよいでしょう。賞味期限は2日間です。

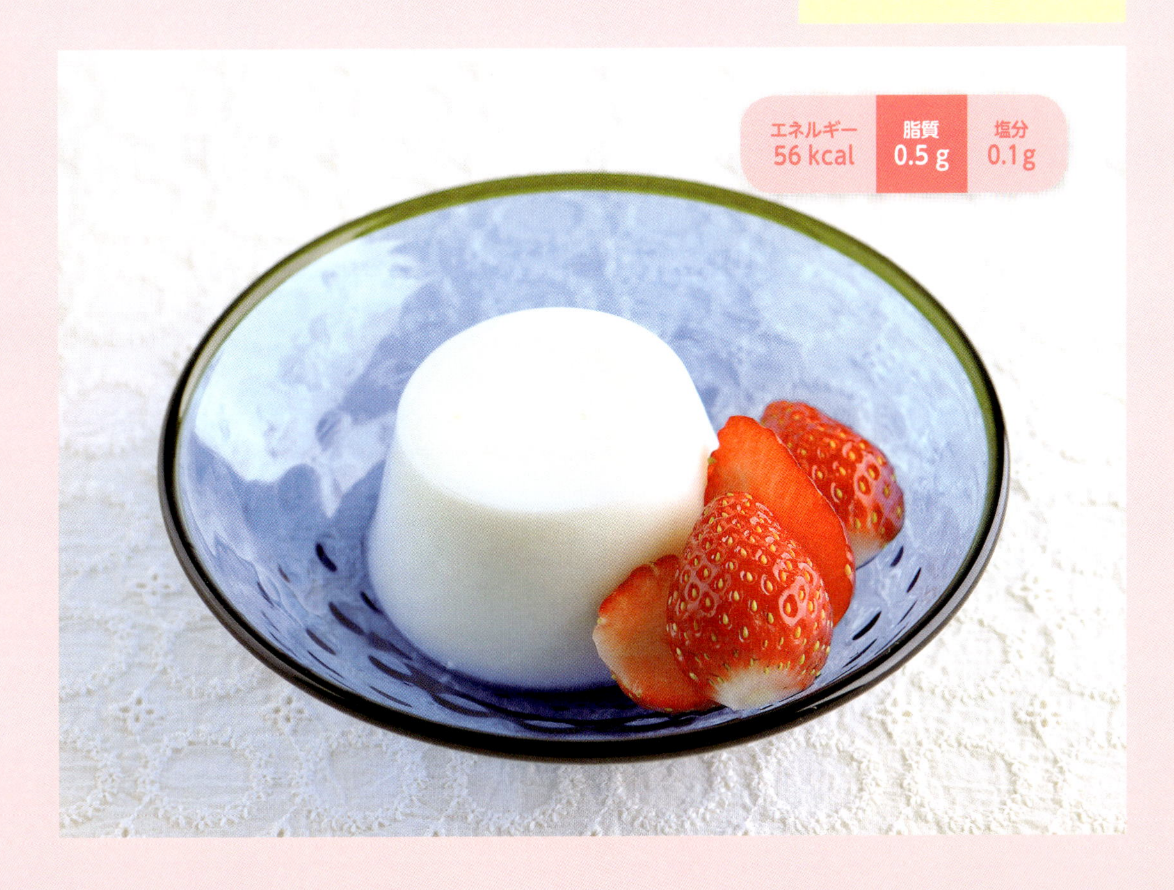

エネルギー	脂質	塩分
56 kcal	0.5 g	0.1 g

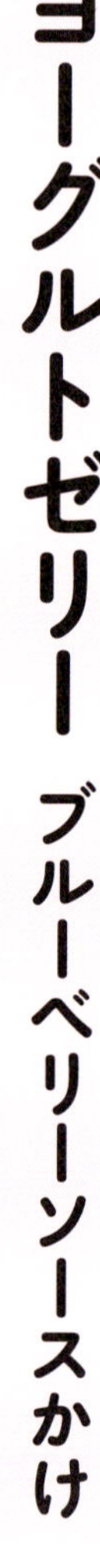

ヨーグルトはプレーンのものを使いましょう。
ソースはお好みのジャムで作って楽しんで。

エネルギー	脂質	塩分
128 kcal	2.1 g	0.2 g

材料

プレーンヨーグルト(無糖)
……………………… 1/4カップ(50g)
低脂肪牛乳………… 1/4カップ(50mℓ)
砂糖…………………大さじ1弱(8g)
┌粉ゼラチン………小さじ2/3(2g)
└水……………… 大さじ1 1/3(20g)
┌ブルーベリージャム
│………………大さじ1弱(20g)
└水…………………大さじ2(30mℓ)

作り方

1 粉ゼラチンは水にふり入れて混ぜ、3分ぐらいおいてふやかす。

2 なべに牛乳と砂糖を入れて弱火にかけ、砂糖がとけ、熱くなったら火から下ろす。すぐに、**1**を入れて、静かにかき混ぜ、ゼラチンをよくとかす。

3 なべ底に氷水を当てて、ときどき混ぜながら冷やし、冷えたらヨーグルトを加えて、よく混ぜる。

4 **3**をゼリー型に入れ、冷蔵庫で冷やしかためる。

5 なべにブルーベリージャムと水を入れて中火にかけ、混ぜながら煮つめ、ふつふつ煮たったら火から下ろし、さます。

6 皿にゼリーを盛り、**5**をかける。

ビスケットアイス

ビスケットはプレーンなハードタイプのもので脂質をおさえましょう。

材料

アイスクリーム……………… 30g
ハードビスケット………4枚(20g)

作り方

1 好みのアイスクリームを室温でやわらかくして練る。
2 ビスケット2枚の間に**1**を塗り、サンドにする。
3 ラップに包んで、冷凍庫で冷やしかためる。

POINT

ビスケットとクッキーは脂質が違います

ビスケットとクッキー、色も形も似ていますが、脂質制限のある人はクッキーは控えましょう。ビスケットは中力小麦粉を使い、砂糖や脂質分を控え、水分多めで作られます。一方クッキーは薄力小麦粉を使い、砂糖や脂質分を多く、水分を少なめで作っています。同量サイズ（1枚）の脂質量を比べると、ビスケットは0.6g、クッキーは2.2gと大きな脂質量の差があるので注意しましょう。

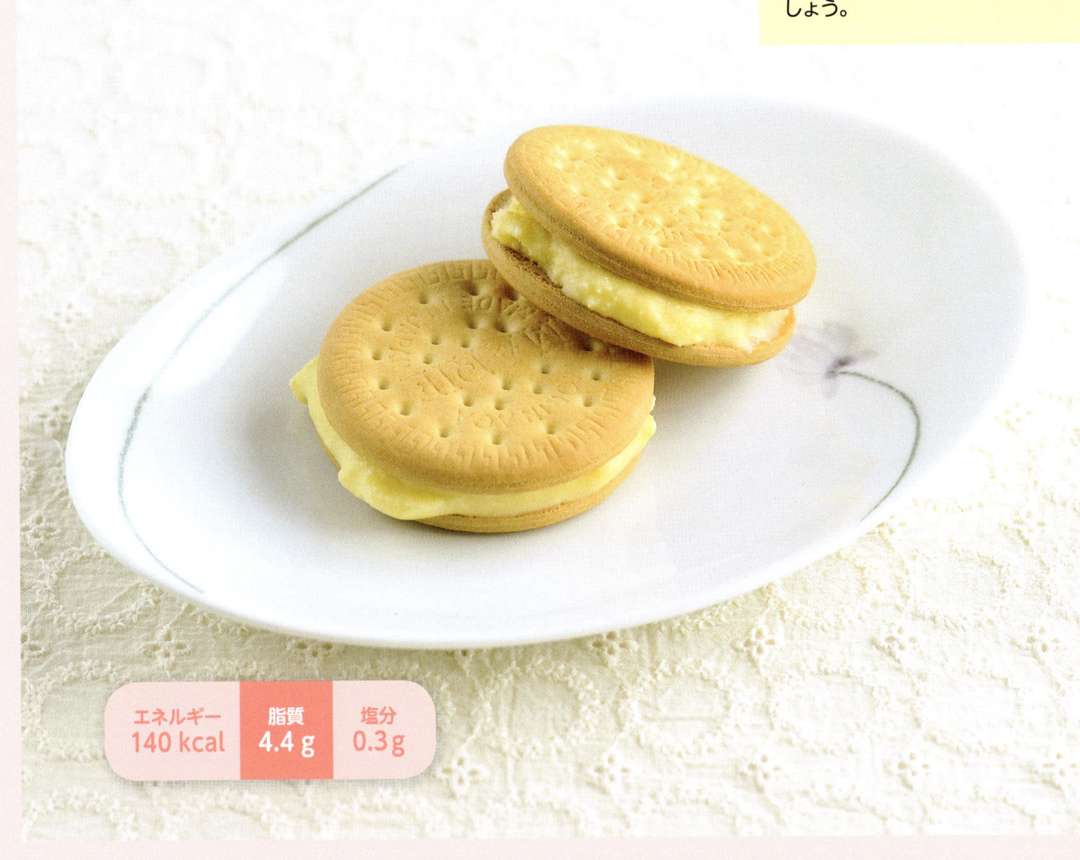

エネルギー	脂質	塩分
140 kcal	4.4 g	0.3 g

栄養成分値一覧

『日本食品標準成分表2010』（文部科学省）に基づいて算出しています。同書に記載のない食品は、それに近い食品（代用品）の数値で算出しました。1人分（1回分）あたりの成分値です。市販品は、メーカーから公表された成分値のみ合計しています。数値の合計の多少の相違は計算上の端数処理によるものです。

区分		料理名	掲載（ページ）	エネルギー (kcal)	たんぱく質 (g)	脂質 (g)	炭水化物 (g)	カリウム (mg)	カルシウム (mg)	鉄 (mg)	亜鉛 (mg)	ビタミンA（レチノール当量） (μg)	ビタミンB1 (mg)	ビタミンB2 (mg)	ビタミンC (mg)	n-3系多価不飽和脂肪酸 (g)	コレステロール (mg)	食物繊維 (g)	食塩相当量 (g)
脂質10g以下 1300キロカロリー制限の人の食事／一日の献立例❶パターン	朝食	はんぺんの素焼き おろし大根添え	38	57	5.4	0.5	7.7	189	20	0.4	0.1	9	0.01	0.02	5	0.04	8	0.6	1.2
	朝食	ゆでレタスのごま酢あえ	38	22	1.0	0.9	3.0	178	34	0.4	0.3	16	0.05	0.03	4	0.01	0	1.1	0.4
	朝食	じゃが芋と玉ねぎのみそ汁	38	47	1.8	0.7	8.8	221	18	0.5	0.2	0	0.10	0	12	0	0	1.1	1.1
	朝食	ごはん	38	252	3.8	0.5	55.7	44	5	0.2	0.9	0	0.03	0.02	0	0	0	0.5	0
	朝食	いちご	38	20	0.5	0.1	5.1	102	10	0.2	0.1	1	0.02	0.01	37	0.01	0	0.8	0
	朝食	**朝食合計**		**398**	**12.5**	**2.7**	**80.2**	**734**	**87**	**1.6**	**1.6**	**25**	**0.16**	**0.10**	**58**	**0.11**	**8**	**4.1**	**2.7**
	昼食	おかめうどん	39	383	24.2	1.8	61.1	622	103	2.1	0.9	122	0.17	0.21	20	0.08	42	2.9	3.4
	昼食	さつま芋のりんご煮	39	116	0.8	0.2	28.7	326	25	0.4	0.1	2	0.07	0.02	19	0.01	0	2.0	0
	昼食	**昼食合計**		**499**	**25.0**	**2.0**	**89.9**	**948**	**129**	**2.6**	**1.0**	**124**	**0.25**	**0.23**	**39**	**0.08**	**42**	**4.9**	**3.4**
	夕食	湯豆腐	40	89	8.0	3.3	8.1	418	91	1.7	0.9	124	0.17	0.15	11	0.21	0	2.3	0.8
	夕食	いんげんのおかかあえ	40	14	1.6	0.1	2.3	121	20	0.4	0.2	20	0.03	0.05	3	0.01	2	1.0	0.3
	夕食	長芋とめかぶの酢の物	40	30	1.3	0.3	6.3	188	30	0.3	0.2	6	0.04	0.02	3	0	0	1.4	0.4
	夕食	ごはん	40	252	3.8	0.5	55.7	44	5	0.2	0.9	0	0.03	0.02	0	0	0	0.5	0
	夕食	フルーツゼリー	40	56	1.8	0	12.2	43	2	0.1	0	1	0.02	0	6	0	0	0.1	0
	夕食	**夕食合計**		**441**	**16.5**	**4.2**	**84.6**	**814**	**148**	**2.5**	**2.1**	**150**	**0.29**	**0.23**	**23**	**0.22**	**2**	**5.1**	**1.5**
		一日合計		**1338**	**54.0**	**8.9**	**254.7**	**2496**	**364**	**6.7**	**4.8**	**300**	**0.70**	**0.56**	**120**	**0.42**	**51**	**14.0**	**7.6**
脂質10g以下 1300キロカロリー制限の人の食事／一日の献立例❷パターン	朝食	カテージチーズとサラダの盛り合わせ	42	62	5.3	1.3	8.2	277	36	0.5	0.4	53	0.08	0.11	37	0.01	5	2.0	1.2
	朝食	フルーツヨーグルト	42	91	2.4	0.2	20.2	124	62	0.2	0.3	0	0.03	0.08	2	0	2	0.5	0.1
	朝食	フランスパン	42	223	7.5	1.0	46.0	88	13	0.7	0.6	0	0.06	0.04	0	0.02	0	2.2	1.3
	朝食	いちごジャム	42	31	0	0	7.6	8	1	0	0	0	0	0	1	0	0	0.2	0
	朝食	レモンティー	42	5	0.2	0	0.9	20	6	0	0	0	0	0.02	6	0	0	0.3	0
	朝食	**朝食合計**		**412**	**15.4**	**2.5**	**82.9**	**517**	**118**	**1.4**	**1.3**	**53**	**0.18**	**0.25**	**46**	**0.04**	**7**	**5.1**	**2.6**
	昼食	豚肉の照り焼き丼	43	380	18.7	1.7	66.9	418	32	1.1	2.3	12	0.64	0.21	19	0.01	38	1.3	1.2
	昼食	きゅうりとみょうがの即席漬け	43	7	0.5	0	1.4	97	13	0.2	0.1	14	0.02	0.02	6	0	0	0.6	0.5
	昼食	キウイフルーツ	43	40	0.8	0.1	10.1	218	25	0.2	0.1	5	0.01	0.02	52	0.03	0	1.9	0
	昼食	**昼食合計**		**427**	**19.9**	**1.8**	**78.4**	**732**	**70**	**1.5**	**2.5**	**31**	**0.67**	**0.24**	**77**	**0.04**	**38**	**3.8**	**1.7**
	夕食	カレイのトマト煮	44	122	17	2.7	4.9	517	48	0.7	0.8	50	0.10	0.33	12	0.21	57	1.4	1.8
	夕食	ポテトのヨーグルトサラダ	44	68	2.4	1.8	10.9	276	19	0.3	0.3	6	0.10	0.05	24	0.09	4	0.9	0.4
	夕食	レタスのスープ	44	16	1.2	0.3	3.6	199	9	0.3	0.2	8	0.07	0.06	4	0	0	1.6	1.4
	夕食	ごはん	44	252	3.8	0.5	55.7	44	5	0.2	0.9	0	0.03	0.02	0	0	0	0.5	0
	夕食	**夕食合計**		**458**	**24.4**	**5.3**	**75.1**	**1035**	**81**	**1.4**	**2.2**	**64**	**0.30**	**0.45**	**39**	**0.31**	**61**	**4.3**	**3.6**
		一日合計		**1297**	**59.7**	**9.6**	**236.4**	**2284**	**268**	**4.4**	**6.2**	**148**	**1.15**	**0.95**	**162**	**0.39**	**106**	**13.1**	**7.9**
夕食（主菜）		タラのホイル焼き	46	106	15.5	2.0	6.3	447	44	0.4	0.7	24	0.14	0.15	16	0.06	51	1.9	0.6
		バンバンジー風	47	127	16.2	3.2	8.2	531	62	0.9	0.9	37	0.13	0.13	17	0.02	40	2.0	1.1
絶食絶飲後の回復食		おもゆ	49	32	0.5	0	7.1	6	0	0	0.2	0	0	0	0	0	0	0	微量
		牛乳くず湯	49	98	5.7	1.5	15.7	286	195	0.2	0.6	20	0.06	0.27	0	0	9	0	0.3
		ゆかり風味おもゆ	49	32	0.5	0	7.1	6	0	0	0.2	0	0	0	0	0	0	0	微量
		りんごジュース	49	66	0.3	0.2	17.7	116	3	0.6	0	0	0.02	0.02	5	0	0	0	0

区分		料理名	掲載（ページ）	エネルギー (kcal)	たんぱく質 (g)	脂質 (g)	炭水化物 (g)	カリウム (mg)	カルシウム (mg)	鉄 (mg)	亜鉛 (mg)	ビタミンA（レチノール当量） (μg)	ビタミンB1 (mg)	ビタミンB2 (mg)	ビタミンC (mg)	n-3系多価不飽和脂肪酸 (g)	コレステロール (mg)	食物繊維 (g)	食塩相当量 (g)
脂質15~20g 1500キロカロリー制限の人の食事 一日の献立例	朝食	サケ缶 オニオンスライス添え	52	78	9.0	3.4	2.2	163	83	0.3	0.4	9	0.07	0.06	2	0.55	27	0.4	0.7
		きゅうりとトマトののりあえ	52	18	1.2	0.1	4.1	209	17	0.3	0.2	57	0.04	0.05	15	0.02	0	1.3	0.2
		白菜のみそ汁	52	21	1.4	0.7	2.7	134	25	0.4	0.1	2	0.03	0.02	6	0.05	0	0.8	1.1
		ごはん	52	252	3.8	0.5	55.7	44	5	0.2	0.9	0	0.03	0.02	0	0	0	0.5	0
		バナナ	52	86	1.1	0.2	22.5	360	6	0.3	0.2	5	0.05	0.04	16	0	0	1.1	0
		朝食合計		**455**	**16.4**	**4.9**	**87.2**	**910**	**136**	**1.5**	**1.8**	**73**	**0.22**	**0.18**	**39**	**0.62**	**27**	**4.0**	**2.0**
	昼食	ポテトのミルク煮	53	109	6.5	1.3	19.9	595	96	0.7	0.8	21	0.22	0.23	53	0.01	7	3.1	2.0
		グリーンサラダ	53	57	4.3	2.7	4.0	224	37	0.8	0.6	83	0.07	0.16	15	0.04	105	1.0	0.8
		食パン	53	238	8.4	4.0	42.0	87	26	0.5	0.7	0	0.06	0.04	0	0.06	0	2.1	1.2
		ブルーベリー・ジャム	53	22	0.1	0	5.3	9	1	0	0	0	0	0	0	0	0	0.5	0
		フルーツゼリー	53	56	1.8	0	12.2	43	2	0.1	0	1	0.02	0	6	0	0	0.1	0
		昼食合計		**482**	**21.2**	**8.0**	**83.4**	**959**	**162**	**2.2**	**2.1**	**105**	**0.37**	**0.43**	**73**	**0.12**	**112**	**6.8**	**4.0**
	夕食	鶏もも肉の西京焼き ゆで野菜添え	54	109	12.9	3.6	5.8	459	25	1.3	1.5	150	0.10	0.21	16	0.13	55	1.6	0.4
		凍り豆腐とかぼちゃの煮物	54	125	5.2	2.0	21.9	447	56	0.9	0.6	271	0.08	0.11	36	0.12	0	3.3	0.8
		大根菜のごはん	54	255	4.0	0.5	56.2	87	31	0.5	0.9	33	0.04	0.03	5	0	0	0.9	0.5
		りんご	54	41	0.2	0.1	11.0	83	2	0	0	2	0.02	0.01	3	0	0	1.1	0
		夕食合計		**530**	**22.2**	**6.2**	**94.9**	**1076**	**114**	**2.6**	**3.1**	**456**	**0.23**	**0.36**	**59**	**0.26**	**55**	**6.8**	**1.7**
		一日合計		**1467**	**59.8**	**19.1**	**265.5**	**2945**	**412**	**6.3**	**7.0**	**634**	**0.82**	**0.97**	**171**	**1.00**	**194**	**17.6**	**7.7**
	朝食（主菜）	凍り豆腐の卵とじ	56	113	7.9	5.0	9.4	193	74	1.2	0.9	108	0.07	0.15	7	0.19	105	1.6	1.2
		ツナのコールスローサラダ	57	100	8.6	3.5	9.6	394	64	0.6	0.6	99	0.07	0.09	43	0.27	15	2.1	0.5
	昼食	タイ茶づけ	58	396	17.7	6.8	63.3	558	104	1.5	1.5	69	0.26	0.16	23	1.08	36	2.4	1.8
		マグロの山かけ	59	377	22.6	3.3	61.2	472	37	1.6	1.6	117	0.15	0.16	5	0.15	77	1.3	1.0
		納豆そば	60	380	16.2	4.7	65.2	470	55	2.7	1.4	6	0.17	0.19	6	0.23	0	6.2	2.8
		にんじんとささ身のサンドイッチ	61	301	16.6	5.6	45.5	519	55	0.8	1.1	553	0.13	0.12	6	0.07	27	4.3	2.4
	夕食（主菜）	ホタテと青梗菜のクリーム煮	62	184	19.6	3.4	16.5	836	263	1.4	2.2	186	0.08	0.34	26	0.08	34	1.3	1.5
		カジキのトマトソースかけ	63	167	20.3	5.7	8.5	610	32	0.9	0.8	51	0.16	0.12	33	0.38	37	1.9	1.0
		野菜たっぷりゆでギョーザ	64	235	16.4	3.8	31.6	460	47	1.1	1.6	27	0.55	0.17	15	0.05	33	2.4	1.0
		豆乳茶わん蒸し	65	86	7.6	4.0	4.6	227	28	1.3	0.6	46	0.05	0.16	2	0.15	107	0.7	1.0
	副菜	とうがんのカニあんかけ	66	34	2.2	0.1	6.1	139	20	0.2	0.5	0	0.01	0.02	23	0.01	7	0.8	1.0
		サラダ風ピクルス	67	38	0.6	0.1	7.4	177	16	0.2	0.1	19	0.03	0.03	43	0	0	0.9	0.8
		わかめときゅうりの酢の物	67	28	2.5	0.3	5.0	126	47	0.4	0.3	34	0.03	0.02	7	0.08	12	1.8	0.9
		けんちん汁	68	74	3.7	1.2	11.6	472	46	0.7	0.5	120	0.09	0.06	8	0.06	0	2.8	1.1
		蒸し野菜のマヨネーズソース	69	52	3.2	2.7	6.5	406	22	0.6	0.6	120	0.12	0.16	58	0.13	2	3.8	0.1
		なすの鶏そぼろあんかけ	69	73	5.5	1.0	11.2	290	19	0.5	0.6	10	0.07	0.10	4	0.01	19	1.8	0.9
健康ドリンク	おなかにやさしい	オレンジレモネード	72	74	0.9	0.1	19.9	186	13	0.2	0.1	3	0.07	0.02	34	0	0	0.6	0
		いちごヨーグルト	72	78	4.9	0.8	13.5	274	147	0.3	0.5	8	0.05	0.19	31	0.01	6	0.7	0.2
		オニオンスープ	73	21	0.6	0.2	4.6	86	12	0.2	0.1	3	0.01	0.01	4	0	0	0.8	1.2
		はちみつレモン	73	75	0.3	0.2	19.7	42	21	0.2	0.1	1	0.02	0.02	31	0.01	0	1.5	0
	朝食	にら入り卵焼き トマト添え	74	108	7.3	6.3	5.3	280	110	1.3	0.8	156	0.07	0.25	11	0.16	215	1.0	0.6
		小松菜の和風サラダ	74	44	3.2	2.7	2.8	371	119	2.0	0.3	210	0.08	0.13	28	0.21	14	1.9	0.8
		わかめのみそ汁	74	50	2.1	0.7	9.5	274	22	0.6	0.2	9	0.06	0.04	15	0.05	0	1.5	1.2
		ごはん	74	252	3.8	0.5	55.7	44	5	0.2	0.9	0	0.03	0.02	0	0	0	0.5	0

区分	食事	料理名	掲載(ページ)	エネルギー(kcal)	たんぱく質(g)	脂質(g)	炭水化物(g)	カリウム(mg)	カルシウム(mg)	鉄(mg)	亜鉛(mg)	ビタミンA(レチノール当量)(μg)	ビタミンB_1(mg)	ビタミンB_2(mg)	ビタミンC(mg)	n-3系多価不飽和脂肪酸(g)	コレステロール(mg)	食物繊維(g)	食塩相当量(g)
脂質30～35g 1800キロカロリー制限の人の食事 一日の献立例	朝食	オレンジ	74	39	1.0	0.1	9.8	140	21	0.3	0.2	10	0.10	0.03	40	0	0	0.8	0
		朝食合計		**493**	**17.3**	**10.3**	**83.0**	**1109**	**276**	**4.3**	**2.4**	**385**	**0.34**	**0.47**	**94**	**0.41**	**229**	**5.6**	**2.6**
	昼食	鶏南蛮そば	76	433	23.6	5.0	72.8	483	57	2.6	2.1	26	0.54	0.21	7	0.09	29	6.1	2.5
		かぼちゃのシナモン煮	76	132	2.4	0.3	31.5	490	19	0.6	0.3	305	0.06	0.08	34	0.02	0	3.8	0
		ヨーグルト	76	67	4.3	0.2	11.9	150	120	0.1	0.4	0	0.03	0.15	0	0	4	0	0.2
		昼食合計		**632**	**30.3**	**5.5**	**116.1**	**1123**	**197**	**3.3**	**2.8**	**331**	**0.63**	**0.43**	**41**	**0.10**	**33**	**9.9**	**2.7**
	夕食	タイのカリカリソテー 野菜あんかけ	78	235	18.4	12.7	9.1	472	17	0.4	0.6	81	0.29	0.11	12	1.67	58	0.9	1.3
		大根と厚揚げの煮物	78	80	4.2	3.5	7.6	219	91	1.0	0.5	2	0.04	0.03	8	0.24	0	1.2	0.9
		にんじんのレモンナムル	78	51	0.7	2.7	6.7	181	32	0.2	0.2	408	0.04	0.03	9	0.01	0	1.9	0.4
		ごはん	78	252	3.8	0.5	55.7	44	5	0.2	0.9	0	0.03	0.02	0	0	0	0.5	0
		パイナップル	78	41	0.5	0.1	10.7	120	8	0.2	0.1	2	0.06	0.02	22	0	0	1.2	0
		夕食合計		**659**	**27.5**	**19.5**	**89.8**	**1035**	**153**	**2.0**	**2.2**	**493**	**0.47**	**0.20**	**50**	**1.91**	**58**	**5.7**	**2.6**
		一日合計		**1784**	**75.1**	**35.3**	**288.9**	**3267**	**626**	**7.4**	**7.4**	**1209**	**1.44**	**1.10**	**185**	**2.42**	**320**	**21.2**	**7.9**
	朝食(主菜)	ささ身のピカタ レタス添え	80	132	12.5	6.5	5.0	246	23	1.3	0.6	49	0.07	0.16	2	0.31	111	0.7	0.5
		ホタテ貝柱のカレーマヨネーズ焼き ゆでブロッコリーとトマト添え	81	118	10.5	6.0	5.7	377	18	0.5	1.2	37	0.06	0.11	43	0.23	20	1.6	0.5
	昼食	マグロカツ丼	82	408	18.3	3.4	72.4	352	37	1.7	1.4	38	0.09	0.11	9	0.04	68	1.7	1.0
		ゆずパスタ	83	372	16.3	5.8	61.1	397	36	1.8	1.9	36	0.40	0.21	74	0.08	10	4.6	1.1
		湯葉と水菜のうどん	83	373	20.0	4.4	60.4	590	92	1.9	1.6	102	0.20	0.31	46	0.15	37	3.9	3.7
	肉団子弁当	肉団子	84	106	12.2	3.0	6.2	240	12	0.8	1.7	17	0.39	0.19	2	0.03	74	0.3	0.9
		いんげんのソテー	84	14	0.4	1.0	1.0	52	10	0.1	0.1	10	0.01	0.02	2	0.01	0	0.5	0.1
		卵焼き	84	53	3.2	3.6	1.2	37	13	0.5	0.3	38	0.02	0.11	0	0.11	105	0	0.4
		にんじんグラッセ	84	20	0.1	1.0	2.8	56	6	0	0	152	0.01	0.01	1	0.01	0	0.5	0.1
		焼きタラコ	84	9	1.4	0.3	0	17	1	0	0.2	2	0.04	0.03	1	0.08	21	0	0.3
		ごはん	84	252	3.8	0.5	55.7	44	5	0.2	0.9	0	0.03	0.02	0	0	0	0.5	0
		いちご	84	20	0.5	0.1	5.1	102	10	0.2	0.1	1	0.02	0.01	37	0.01	0	0.8	0
		お弁当合計		**474**	**21.5**	**9.5**	**72.0**	**547**	**57**	**1.8**	**3.4**	**218**	**0.51**	**0.38**	**43**	**0.24**	**200**	**2.6**	**1.8**
	夕食(主菜)	カジキソテー ヨーグルトソースかけ	86	206	16.1	13.6	3.5	479	36	0.6	0.8	166	0.08	0.13	5	0.87	64	0.8	0.6
		生ザケと野菜の南蛮漬け	87	219	20.4	6.6	18.2	557	34	0.9	0.8	23	0.18	0.25	53	0.67	47	2.3	1.5
		ゆで豚おろし大根ソース 生野菜添え	88	168	19.1	3.0	16.4	643	43	1.3	2.1	23	0.82	0.24	19	0.02	54	2.3	1.2
		和風大豆ハンバーグ ポテトサラダ添え	89	173	17.3	7.8	6.3	394	33	1.9	3.1	43	0.32	0.24	3	0.33	77	1.8	1.3
	副菜	アスパラガスとしいたけの酢の物	90	38	2.4	1.2	5.4	232	13	0.5	0.4	19	0.11	0.13	11	0	0	1.8	0.4
		春菊のナムル	91	39	2.4	2.4	3.7	330	85	1.2	0.4	190	0.09	0.12	11	0.04	0	2.6	0.7
		ほうれん草のピーナッツあえ	91	88	4.6	4.6	7.9	598	48	1.9	0.8	313	0.10	0.16	25	0.11	0	3.1	0.9
		ラタトゥイユ	92	93	2.2	3.3	14.9	384	19	0.5	0.4	152	0.10	0.09	24	0.03	0	3.4	0.5
		ひじきと大豆の煮物	93	49	2.5	1.8	6.3	232	70	2.5	0.2	45	0.03	0.07	0	0.12	0	2.6	0.9
一日の献立例	朝食	アジの梅しょうゆ焼き ゆでブロッコリー添え	96	89	13.4	2.2	2.9	316	27	0.7	0.6	19	0.09	0.16	24	0.49	46	1.0	1.2
		セロリときゅうりのナムル	96	20	0.5	1.1	2.5	153	16	0.1	0.1	8	0.02	0.02	5	0.01	0	0.7	0.3
		里芋のみそ汁	96	62	2.8	2.3	7.7	359	37	0.8	0.3	6	0.05	0.02	5	0.16	0	1.6	1.1
		ごはん	96	252	3.8	0.5	55.7	44	5	0.2	0.9	0	0.03	0.02	0	0	0	0.5	0
		バナナ入りヨーグルト	96	93	3.4	2.5	15.2	316	99	0.2	0.4	29	0.06	0.13	9	0.01	10	0.6	0.1
		朝食合計		**516**	**23.9**	**8.6**	**84.0**	**1188**	**183**	**1.9**	**2.3**	**62**	**0.24**	**0.35**	**43**	**0.66**	**56**	**4.2**	**2.7**

区分		料理名	掲載（ページ）	エネルギー (kcal)	たんぱく質 (g)	脂質 (g)	炭水化物 (g)	カリウム (mg)	カルシウム (mg)	鉄 (mg)	亜鉛 (mg)	ビタミンA（レチノール当量） (μg)	ビタミンB1 (mg)	ビタミンB2 (mg)	ビタミンC (mg)	n-3系多価不飽和脂肪酸 (g)	コレステロール (mg)	食物繊維 (g)	食塩相当量 (g)
一日の献立例	昼食	トーストサンド	98	377	12.2	16.1	44.5	213	37	0.8	1.0	43	0.21	0.07	14	0.36	28	2.4	2.1
		かぼちゃのミルクグラタン	98	185	7.8	7.2	22.3	519	199	0.5	1.1	333	0.10	0.25	37	0.06	22	3.1	0.5
		オレンジジュース	98	76	1.4	0	19.8	324	16	0.2	0	5	0.13	0.02	40	0	0	0.5	0
		昼食合計		**638**	**21.5**	**23.3**	**86.5**	**1056**	**252**	**1.5**	**2.1**	**381**	**0.43**	**0.34**	**90**	**0.42**	**50**	**6.0**	**2.6**
	夕食	牛肉のオイスターソース煮	100	227	17.7	14.4	6.5	787	33	2.0	3.8	119	0.19	0.32	30	0.08	59	1.0	1.0
		かぶのポトフ	100	68	7.5	0.4	10.5	458	48	0.7	0.6	140	0.08	0.11	19	0.02	51	3.0	1.0
		カリフラワーのねぎ酢しょうゆかけ	100	22	1.9	0.1	4.3	248	18	0.4	0.4	1	0.04	0.07	42	0	0	1.8	0.6
		ごはん	100	252	3.8	0.5	55.7	44	5	0.2	0.9	0	0.03	0.02	0	0	0	0.5	0
		りんご	100	43	0.2	0.1	11.7	88	2	0	0	2	0.02	0.01	3	0	0	1.2	0
		夕食合計		**612**	**31.0**	**15.5**	**88.5**	**1624**	**106**	**3.3**	**5.8**	**342**	**0.35**	**0.52**	**94**	**0.10**	**110**	**9.2**	**2.6**
		一日合計		**1766**	**76.4**	**47.4**	**259.0**	**3868**	**541**	**6.7**	**10.2**	**785**	**1.03**	**1.21**	**227**	**1.17**	**216**	**19.4**	**7.9**
脂質40～60g 1800キロカロリー制限の人の食事	朝食（主菜）	サワラのレンジ蒸し	102	132	13.1	5.9	4.4	438	18	0.7	0.8	143	0.08	0.26	3	0.98	36	1.3	1.2
		ほうれん草入りスパニッシュオムレツ	103	156	11.1	8.0	9.6	612	95	2.1	1.4	264	0.21	0.39	34	0.17	219	1.9	1.1
	枝豆彩り弁当	豚肉の野菜巻き	104	184	13.7	9.2	9.5	345	20	0.6	1.4	148	0.57	0.17	3	0.24	40	1.1	1.0
		れんこんのいり煮	104	67	1.4	3.2	8.9	234	10	0.3	0.2	0	0.06	0.03	20	0.20	0	1.2	0.4
		焼き塩ザケ	104	60	6.7	3.3	0	96	5	0.1	0.1	7	0.04	0.05	0	0.73	19	0.0	0.5
		枝豆ごはん	104	265	4.9	1.1	56.5	93	12	0.4	1.0	2	0.05	0.03	2	0.05	0	0.9	0
		ミニトマト、サラダ菜	104	6	0.3	0	1.5	70	4	0.2	0	21	0.02	0.01	7	0	0	0.3	0
		お弁当合計		**582**	**26.9**	**16.8**	**76.4**	**838**	**51**	**1.6**	**2.7**	**178**	**0.74**	**0.28**	**32**	**1.23**	**60**	**3.5**	**1.9**
	昼食	ツナ入り卵焼きのサンドイッチ	106	383	20.0	15.6	40.0	472	88	2.0	1.7	144	0.16	0.31	14	0.54	229	2.9	1.8
		カツオの漬け丼 野菜入り	107	390	24.6	5.6	62.6	906	163	3.3	1.8	219	0.26	0.29	33	0.82	41	3.3	1.6
	夕食（主菜）	豚肉の黒酢いため	108	205	16.0	10.3	9.8	389	9	0.8	1.6	19	0.68	0.22	51	0.05	47	1.2	1.1
		タイのカルパッチョ キウイソース	109	208	17.9	10.7	8.4	543	27	0.4	0.5	17	0.29	0.09	31	1.67	58	1.3	0.6
		鶏肉のいため煮	110	213	11.8	11.6	13.9	586	32	0.8	1.6	138	0.12	0.15	26	0.26	59	2.5	1.6
		サケとクレソンのみそ煮	111	141	19.6	3.7	3.4	453	64	1.1	0.6	9	0.16	0.26	11	0.68	47	1.4	1.0
	副菜	きのことホタテのソテー	112	83	8.9	3.3	5.4	370	4	0.3	1.0	0	0.08	0.13	7	0.02	13	2.2	0.6
		小松菜の豆乳スープ	113	101	9.7	4.4	6.1	548	134	3.2	0.9	130	0.28	0.16	29	0.20	10	1.6	1.3
		もやしのカレー風味お浸し	113	61	4.7	2.4	5.9	182	27	0.6	0.4	1	0.04	0.05	8	0.07	4	1.7	1.1
		豆腐のきのこあんかけ	114	94	6.6	3.2	10.6	313	49	1.2	0.7	14	0.17	0.12	2	0.19	0	1.5	0.8
		ひき肉納豆レタス添え	115	163	11.6	8.2	9.2	442	47	1.6	1.3	8	0.24	0.28	3	0.32	13	3.2	0.7
		凍り豆腐となすの煮物 菜の花添え	115	136	8.5	6.6	8.6	190	170	1.9	0.9	38	0.05	0.08	27	0.43	17	1.5	0.9
		ブリのみぞれスープ	116	145	9.6	7.2	7.8	462	43	1.0	0.5	24	0.13	0.17	19	1.35	29	1.7	1.2
		キャベツと卵のスープ	117	69	5.5	3.1	5.3	214	57	0.8	0.6	48	0.07	0.17	28	0.05	106	1.4	0.9
		トマトとコーンのスープ	117	76	7.1	0.4	10.5	275	29	0.5	0.6	28	0.07	0.05	13	0.02	51	1.9	1.2
エネルギーコントロール ドリンク&スイーツ		ビタミンCたっぷりジュース	120	119	1.9	0.3	30.9	431	47	0.5	0.3	16	0.12	0.05	92	0.03	0	3.8	0
		キャベツのジュース フルーツ入り	120	72	1.6	0.2	18.3	258	37	0.3	0.2	3	0.10	0.05	58	0.01	0	1.8	0
		ミルクゼリーいちご添え	121	56	2.2	0.5	11.3	146	70	0.1	0.3	7	0.03	0.10	19	0.01	3	0.4	0.1
		ヨーグルトゼリー ブルーベリーソースかけ	122	128	5.6	2.1	21.9	195	127	0.1	0.4	23	0.05	0.16	1	0.01	9	0.9	0.2
		ビスケットアイス	123	140	2.7	4.4	22.5	85	108	0.2	0.2	20	0.04	0.10	0	0.03	18	0.5	0.3

著者プロフィール

■ 病態監修

加藤眞三（かとう・しんぞう）

医学博士。慶應義塾大学名誉教授、エムオーエー高輪クリニック院長、内科医。1980年慶應義塾大学医学部卒業、同大学院医学研究科修了後、ニューヨーク市 マウントサイナイ医学部研究員、東京都立広尾病院内科医長、慶應義塾大学医学部・内科学専任講師を経て、同大学看護医療学部教授に就任後、現職。専門分野は健康科学、病態科学。特に消化器内科、肝臓病を専門とする。主な著書に『慢性肝炎・肝硬変の安心ごはん』『脂肪肝・NASH（ナッシュ）・アルコール性肝炎の安心ごはん』『おかずレパートリー胆石・胆のう炎・膵炎』『おかずレパートリー慢性肝炎・肝硬変』『おかずレパートリー脂肪肝・非アルコール性脂肪肝炎・アルコール性肝炎』（以上、女子栄養大学出版部）、『肝臓病生活指導テキスト』（南江堂）、『肝臓病教室のすすめ』（メディカルレビュー社）、『患者の生き方：よりよい医療と人生の「患者学」のすすめ』、『患者の力：患者学で見つけた医療の新しい姿』（春秋社）等。

■ 栄養指導・献立

鈴木和子（すずき・かずこ）

元慶應義塾大学病院食養管理室課長。
管理栄養士。

大木いづみ（おおき・いづみ）

慶應義塾大学病院食養管理室室長代理。管理栄養士。

STAFF

料理作成●検見﨑聡美
カバー・表紙・大扉デザイン●鈴木住枝（Concent,Inc.）
カバーイラスト●法嶋かよ
本文デザイン●川島梓（will）
DTP●小林真美、新井麻衣子（will）
撮影●向村春樹（will）
スタイリング●片岡弘子（will）
イラスト●法嶋かよ、やまおかゆか
編集●片岡弘子、赤星智子、清水理絵、滝沢奈美（will）
小川由希子
校正●村井みちよ

食事療法はじめの一歩シリーズ

おいしくて、制限もゆるやか
胆石・胆のう炎・膵炎の
安心ごはん

2015年 2月23日　初版第1刷発行
2024年 1月30日　初版第8刷発行

著者■加藤眞三、鈴木和子、大木いづみ
発行者■香川明夫
発行所■女子栄養大学出版部

〒170-8481　東京都豊島区駒込3-24-3
電話■03-3918-5411（販売）
03-3918-5301（編集）
ホームページ■https://eiyo21.com/
振替■00160-3-84647
印刷所■TOPPAN株式会社

ISBN978-4-7895-1874-1